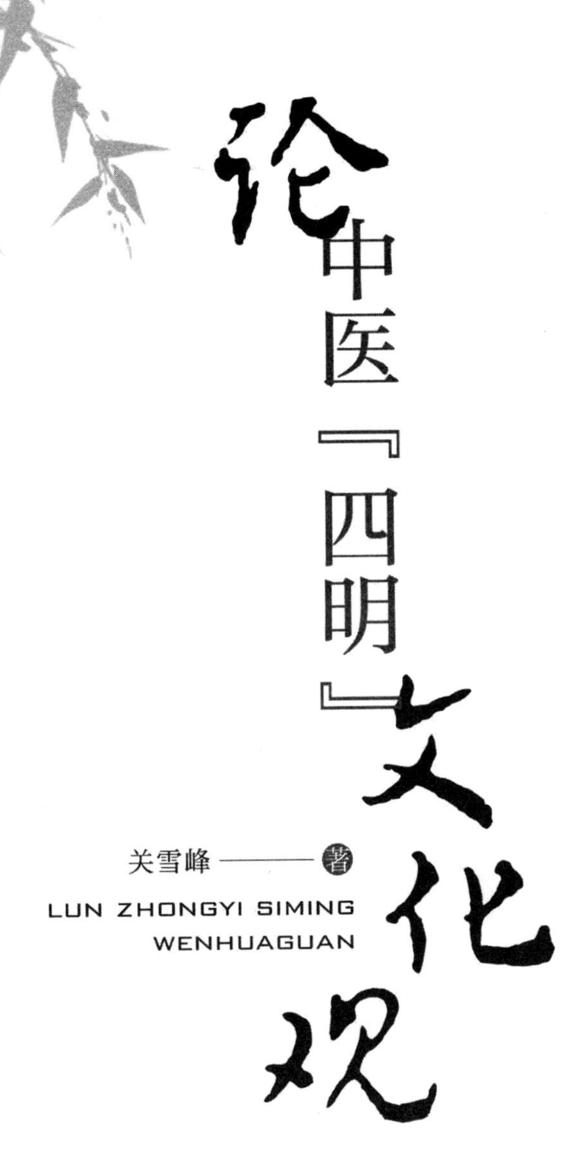

论中医『四明』文化观

关雪峰——著

LUN ZHONGYI SIMING WENHUAGUAN

辽宁人民出版社

图书在版编目（CIP）数据

论中医“四明”文化观 / 关雪峰著. —沈阳：辽宁人民出版社，2019.8
ISBN 978-7-205-09711-0

Ⅰ. ①论… Ⅱ. ①关… Ⅲ. ①中国医药学—文化研究 Ⅳ. ①R2-05

中国版本图书馆 CIP 数据核字（2019）第165525号

出版发行：辽宁人民出版社
地址：沈阳市和平区十一纬路 25 号 邮编：110003
电话：024-23284321（邮 购） 024-23284324（发行部）
传真：024-23284191（发行部） 024-23284304（办公室）
http://www.lnpph.com.cn
印 刷：鞍山新民进电脑印刷有限公司
幅面尺寸：146mm×210mm
印 张：5.375
字 数：125千字
出版时间：2019 年8月第 1 版
印刷时间：2019 年8月第 1 次印刷
责任编辑：刘铁丹
装帧设计：留白文化
责任校对：赵 跃
书 号：ISBN 978-7-205-09711-0
定 价：28.00元

凡大医治病，必当安神定志，无欲无求，先发大慈恻隐之心，誓愿普救含灵之苦。若有疾厄来求救者，不得问其贵贱贫富，长幼妍蚩，怨亲善友，华夷愚智，普同一等，皆如至亲之想。亦不得瞻前顾后，自虑吉凶，护惜身命。见彼苦恼，若己有之，深心凄怆。勿避险巇、昼夜、寒暑、饥渴、疲劳，一心赴救，无作功夫形迹之心。如此可为苍生大医，反此则是含灵巨贼。

——唐·孙思邈《大医精诚》

做新时代的中医逐梦人

（代序）

千古宏伟篇章，千年历史的沧桑。中华民族在几千年的奋斗历史中，创造了灿烂的中医药文化，这是中华民族思想与文化宝库中的瑰宝，也是中华民族对人类社会的巨大贡献。中医药文化不仅为中华民族的繁荣昌盛立下不朽功勋，随着人类生命科学的不断发展，中医药文化已成为世界医学文化不可或缺的重要组成部分。中医药学以独有的特色与优势，在人类与疾病的斗争中、保健与提高生存质量等方面，都发挥着不可替代的重要作用，而日益显示出其强大的生命力，充满无限的生机与活力。

中医药学的诞生与发展，始终伴随着中医药文化的形成与传承，更是在传承与创新中医药文化过程中，推进了中医药学的丰富与发展。中医药文化博大精深、源远流长，这是中华民族经历了几千年的探索实践，是一代代中医药人不畏艰险、攻坚克难的巨大成果，更是以“大医精诚”的中医情怀、“仁心仁术”的人文理念、“天人合一”的哲学思想等经典学说，确立了中医药文化的深厚根基，成为中华民族优秀传统文化中的经典。

传承是弘扬中医药文化的基础，创新是发展中医药的动力。中医药学之所以历经数千年，中医药文化是中医药学发展的永不枯竭的源泉。因此，创新中医药文化是中医药学发展的永恒主题。

经过几代中医药人的不懈努力探索实践，我们提出了中医“四明”文化观，这是在总结中医药先贤经典学说的基础上，在长期的中医药临床实践与中医医院发展建设过程中所沉淀积累的与时代精神相结合的中医药文化理念。通过中医“四明”文化观的提出和实践，我们认为，中医“四明”文化观无论在中医药人才培养、深化“三名”战略、加强中医院文化建设以及中医药院校大学生思想政治教育中，都能够发挥着积极的重要作用。

薪火相传、逐梦中医，是每一个中医药人的志向，也是每一个中医药工作者的使命和责任。《“健康中国 2030”规划纲要》是今后 15 年推进健康中国建设的行动纲领。《纲要》中要求，“实施中医药传承创新工程，重视中医药经典医籍研读及挖掘，全面系统继承历代各家学术理论、流派及学说，不断弘扬当代名老中医药专家学术思想和临床诊疗经验，挖掘民间诊疗技术和方药，推进中医药文化传承与发展。建立中医药传统知识保护制度，制定传统知识保护名录。融合现代科技成果，挖掘中药方剂，加强重大疑难疾病、慢性病等中医药防治技术和新药研发，不断推动中医药理论与实践发展。”这一要求的提出，不仅仅为中医药文化创新和中医药事业发展进一步指明了方向，也为中医药工作者更加明确了所担负的工作任务。

使命在召唤，责任在肩上，逐梦中医，我们永远在路上。《“健康中国 2030 ”规划纲要》所提出的目标和任务，是每一个中医药工作必须担负起的历史责任与光荣使命。让我们携起手来，一起去争做新时代的中医逐梦人，用奋斗去谱写中医药文化创新、中医药事业发展的崭新篇章。

关雪峰

2019 年 6 月

目录
contents

做新时代的中医逐梦人（代序）

中医“四明”文化观基本理论的形成

一、中医“四明”文化观的基本理论内涵 —003
（一）中医“四明”文化观的提出背景 —004
（二）中医“四明”文化观的形成基础 —007
（三）中医“四明”文化观的基本概述 —009
二、中医“四明”文化观的内在关系 —012
（一）中医“四明”文化观的内涵延伸 —012
（二）中医“四明”文化观具有的重要作用 —014
（三）提出中医“四明”文化观的现实意义 —016
（四）中医“四明”文化观的内核是“明” —018

中医“四明”文化观理论研究与实践

一、中医“四明”文化观的理论研究意义 —025

二、中医“四明”文化观的具体实践价值 — 027

中医“四明”文化观与中医药文化核心价值

一、中医药文化核心价值是中医“四明”文化观形成的源泉 — 033
（一）中医“四明”文化观与中医药文化核心价值的内涵相一致 — 033
（二）中医“四明”文化观与中华民族优秀传统文化的内在统一性 — 037
二、中医药文化核心价值是中医“四明”文化观形成的坚实理论基础 — 049
（一）中医“四明”文化观遵循着“医乃仁术”的行医宗旨 — 049
（二）中医“四明”文化观遵循着以人为本、厚德至善的基本原则 — 051

中医“四明”文化观与社会主义核心价值观

一、社会主义核心价值观是中医“四明”文化观的灵魂 — 056
二、社会主义核心价值观的基本原则是中医“四明”文化观的根本指针 — 064
三、中医“四明”文化观是在中医医院践行社会主义核心价值观的实践基础上产生的 — 067
（一）面临着文化多元化与文化多样性的挑战 — 068

（二）面临着多元化社会意识思潮的冲击 — 070
（三）面临着医疗机构市场改革深化与医院经营模式多种形式的挑战 — 071
四、中医“四明”文化观在践行社会主义核心价值观过程中的现实意义 — 073
（一）增强了中医药医务人员践行社会主义核心价值观的主动性与自觉性 — 074
（二）中医“四明”文化观对和谐社会建设具有重要的现实意义 — 076

中医“四明”文化观与医学伦理学教育

一、医学伦理学教育培训的现状 — 080
（一）医院医务人员医学伦理学教育培训现状令人担忧 — 081
（二）医学生群体医学伦理学教育教学的现状不尽如人意 — 083
二、中医“四明”文化观与医学伦理学教育教学的关系 — 084
（一）中医“四明”文化观遵循着医学伦理学的基本原则 — 084
（二）中医“四明”文化观与医学伦理学教育教学中的有机融合 — 087
三、中医“四明”文化观在医学伦理学教育中的作用与功能 — 093

（一）中医“四明”文化观丰富了医学伦理学教育中传统医德的内容 —093
（二）中医“四明”文化观强化了医院管理者的医学伦理学教育意识 —094
（三）中医“四明”文化观强化了医务人员和医学生对医学伦理学教育的认知 —096

中医“四明”文化观与“三名战略”

一、中医“四明”文化观对于中医医院“三名战略”发展具有推动作用 —100
（一）“三名战略”的含义 —100
（二）中医“四明”文化观有利于加强中医医院人才培养 —101
（三）中医“四明”文化观有利于促进中医医院科室建设 —104
（四）中医“四明”文化观有利于提升中医医院的核心竞争力 —107
二、中医“四明”文化观对于中医医院“三名战略”发展具有实践意义 —109
（一）中医“四明”文化观为培养名医提出了新思路 —110
（二）中医“四明”文化观为创名科、建名院奠定了坚实的基础 —111
（三）中医“四明”文化观为“三名战略”发展营造了浓厚

的文化氛围 —113
（四）中医“四明”文化观为“三名战略”发展创造了优良环境 —116
三、中医“四明”文化观促进中医医院“三名战略”发展的现实意义 —116
（一）中医“四明”文化观适应了“三名战略”发展的时代要求 —116
（二）中医“四明”文化观丰富了“三名战略”的文化内涵 —118
（三）中医“四明”文化观清晰了“三名战略”发展的目标 —120

中医“四明”文化观与中医医院文化建设

一、医院文化的内涵与中医医院文化的内涵 —124
（一）何谓医院文化 —124
（二）何谓中医医院文化 —125
二、加强医院文化建设的作用 —126
（一）加强医院文化建设能促进增强医院的核心竞争力 —127
（二）加强医院文化建设能促进医院可持续、健康发展 —127
（三）加强医院文化建设能促进社会主义和谐社会建设 —129

（四）加强中医医院文化建设能促进中医药文化传承和创新 — 129
三、中医医院文化建设的现状 — 130
（一）中医医院文化建设所取得的成就 — 131
（二）中医医院文化建设所存在的问题 — 132
四、中医“四明”文化观为中医医院文化建设注入了活力 — 134
（一）中医“四明”文化观清晰了中医医院文化建设的实践取向 — 135
（二）中医“四明”文化观创新了中医医院文化建设的实践途径 — 136
（三）中医“四明”文化观深化了中医医院文化建设的实践内涵 — 137
（四）中医“四明”文化观增强了中医医院文化建设的实践自信 — 138

中医“四明”文化观与大学生思想政治教育

一、中医“四明”文化观融入大学生思想政治教育的重要意义 — 142
（一）中医“四明”文化观融入中医药大学生思想政治教育的可行性 — 143
（二）中医“四明”文化观融入中医药大学生思想政治教育的必要性 — 144

二、中医“四明”文化观融入大学生思想政治教育的特殊作用 — 146
（一）“明学理”点燃中医药大学生成才梦想 — 146
（二）“明医理”指明中医药大学生成才之路 — 147
（三）“明情理”培育中医药大学生人文情怀 — 148
（四）“明真理”坚定中医药大学生理想信念 — 149
三、中医“四明”文化观融入大学生思想政治教育的途径 — 150
（一）中医“四明”文化观融入思政教育课堂丰富了教学内容 — 151
（二）中医“四明”文化观融入专业课程教学有利于立德树人 — 152
（三）中医“四明”文化观融入校园文化活动优化了育人环境 — 152
后记

中医“四明”文化观基本理论的形成

中医药学是中国传统科学中沿用至今，最富有中国文化特色的医药学，它具有系统的理论体系、独特的诊疗方法和显著的临床疗效等特征，在中华民族五千年的历史长河中，始终担负着维护与促进生命健康的重要角色，是中华民族长期同疾病作斗争的智慧结晶，它为中华民族的繁衍昌盛发挥着巨大的作用。中医药学的整体观明确提出，天人合一，人是一个整体，人与社会是一个整体，人与自然也是一个整体，只有人体自身、人与自然、人与社会相协调，才能达到平衡状态。因此，传承和发展中医药文化，对科学地认识健康与疾病的关系，弘扬中医学术，充分发挥中医药在治病防病中的作用，使人与自然和谐，对人类的健康事业具有重要的意义。

中医药文化是中国优秀传统文化的重要组成部分，也是中医药学的根基和灵魂，是中医药事业持续发展的内在动力，是中医药学术创新进步的不竭源泉，也是中医药行业凝聚力量、振奋精神、彰显形象的重要抓手。中医药文化核心价值和以中华优秀传统文化为基础的社会主义核心价值体系，有着共同的思想道德基础和价值取向，集中体现了中华民族的人文精神和优良品质。要不断增强传承和发展中医药文化的自觉性和主动性，深入探讨中医药文化核心价值的建设内容和方法，传承创新中医药文化思想和理念，建设具有新时代精神的中医药文化核心价值，是中医药工作者的重要使命和责任。

2016 年 12 月 6 日，国务院发布了《中国的中医药》白皮书，这也是我国首次发布中医药发展状况的白皮书。白皮书的发布对于促进中医药事业的发展具有重大的意义，特别是使传承与创新中医药文化更加明确了方向。正如白皮书中所指出的，中医药是中华优秀传统文化的重要组成部分和典型代表，强调“道法自然、天人合一”，“阴阳平衡、调和致中”,“以人为本、悬壶济世”，体现了中华文化的内核。中医药还提倡“三因制宜、辨证论治”，“固本培元、壮筋续骨”，“大医精诚、仁心仁术”，更丰富了中华文化内涵，为中华民族认识和改造世界提供了有益启迪。由此可见，中医药文化深刻地体现了中华民族的认知方式和价值取向，蕴含传统文化精髓。在中医药事业日益发展的今天，中医药文化在我国医药卫生事业、维护人民健康和促进经济社会发展中发挥着不可替代的重要作用。为此，每一位中医药工作者都应当不断提升中医药文化的修养、加深对中医药文化的认知，将传承弘扬中医药文化、在创新中发展中医药文化作为神圣的使命和肩负的责任。

一、中医“四明”文化观的基本理论内涵

我们在深入学习理解《中国的中医药》白皮书的基础上，结合创名院、建名科、育名医“三名战略”的实践，创造性地提出了中医“四明”文化观，其核心内容就是，一明学理，做到继承创新，教书育人，明辨操守；二明医理，做到德技双馨，救死扶伤，明辨笃行；三明情理，做到情暖百姓，和谐医患，明辨是非；四明真理，做到弘扬中医，惠及民生，明辨真伪。由此而构成了中医“四明”文化观的核心理念，从中也能够清晰地看到中医“四明”文化观，凝聚着中医

药文化之精髓。

中医“四明”文化观核心内容的四个方面相互依存、相辅相成，构成了辩证统一的关系。中医“四明”文化观，既深刻地诠释了“大医精诚”的思想精髓，又融汇了现代人文精神。中医“四明”文化观，不仅是中医药人才成长的正确理念，也是成为优秀中医药人才的必然选择。同时，也为加强中医药文化建设探索了新的途径。我们倡导中医“四明”文化观，其目的就是要进一步弘扬中医药文化，不断地推动中医药发展。

中医“四明”文化观，也是从对祖国医学的执着热爱、严谨求实的治学精神和态度、竭力推动中医药事业的蓬勃发展入手，不断坚定光大弘扬中医药文化的自信与决心，勇于肩负起历史的重任，不忘初心、砥砺前行，在中医药科技的创新道路上不断攀上新高峰。用医者仁心仁术、济世苍生的情感，以解除疾患为己念，造福人类健康。

（一）中医“四明”文化观的提出背景

“要坚持正确的卫生与健康方针，以基层为重点，以改革创新为动力，预防为主，中西医并重，将健康融入所有政策，人民共建共享。”——习近平在 2016 年全国卫生与健康大会上发表的重要讲话

党的十九大报告中指出：“坚持中西医并重，传承发展中医药事业。”由此可见，中医药对于维护人民健康和促进社会经济发展发挥着不可替代的作用。

中医药是中华文明的重要组成部分，在人民健康事业中发挥着独特作用。中医药文化既是民族优势的传统文化，又是在创新中发展的时代文化。我们在继承和弘扬中医药文化的创新发展、促进“三

名战略”的实施过程中，在“名医”人才培养、队伍建设中，选择了走“明医”之路，这不但是为“名医”的选拔培养选择了一个正确的方向，而且还是为医护人员素质的提高、医院文化建设水平的提升找到了一条有效的途径。在此基础上，提出了中医“四明”文化观。

“名声”是一个很重要的问题，无论是对于医生个体，还是医院群体而言，都是至关重要的。“名医”的名声固然响亮，但切记不能以权谋私，要切记《大医精诚》中所说:“凡大医治病，必当安神定志，无欲无求，先发大慈恻隐之心，誓愿普救含灵之苦。”要以“日月之谓明，日月之道即明医之道。日月无言而运行天地，生万物。明医默默而洞彻病源，救死扶伤，泽万世疾苦者也”。重“明”就是不要把“名医”与“明星”混为一谈，更不能把“名医”与“名利”连在一起。

“名医”一词流传久远。说起“名医”，从古至今不乏其人，许多人都会如数家珍。提起“明医”很多人就知之甚少了，这是因为不解“明医”一词其意为何。“明医”与“名医”音同义不同，有关联也有不同。多年以前，余瀛鳌、王永炎两位中医名家从不同角度作了阐释，可以说是“经典之说”。所谓“名医”，学术临床水平高，在社会上的名望高，这可以说是基本要素和条件，但可能因为有社会、人事、机构、媒体等多种复杂的因素，也可能名不副实，即人们常说的“盛名之下，其实难副”。而“明医”之谓，是指廉明的医生，明智的医生。一定是学验俱富，不仅是学理渊深、明晰，更重要的是诊治疾患，在溯因、辨证、论病、施治等多方面，能够心知肚明，疗效显著，并富有远见卓识。“明医”一词，似未见于早期经典医著，在金代成无己的《伤寒明理论》中，当时的名家严器之为该书所写的序言中说:“余尝思历代明医，迴骸起死，祛邪愈疾。”“名医”与“明医”，都应是人们心中的好医生，因而受到尊重。但在现实情况下，可能因为存在多种复杂的社会因素，“名医”也可能有个别人盛名之下，其实难副，而“明医”则不应有这样的个别情况。

我们注意“名”的同时，更应注意“明”，就是将知名度与美誉度有机结合起来。推动“明医”培养，是我们践行大医精神的重要途径。只有将“名”与“明”协调统一起来，才能有力地推动中医药事业的发展。由此可见，如何看待“名医”与“明医”是一个不容忽视的问题，关系到中医医院的发展方向，也关系到“三名战略”的深化推进。我们注重“明医”的培养，“名医”也就会水到渠成。“明”医会赢得好口碑，自然就是患者心中的“名”医，医患关系自然也是愈加和谐。

颂“名”是要深化“明”的内涵，颂“明”是要强化“名”的实质。我们要以“名医”为目标，以“明医”为标准，明确成才的方向，做高明的医生，而不是徒有其名。要明确成才的途径、品性高洁，将治心作为治病之根本。国医泰斗关幼波教授对此曾有过精辟的论述，“医乃名医，儒乃达儒”。一个医道高明的医生必定品性高洁、资质超群、一肩明月、两袖清风、磊落光明，绝非浪得虚名者可比。一代代中医药人传承的是高尚的医德、高明的医术，在中华民族繁衍的过程中，在为人类健康做出重要贡献的道路上攻坚克难，不断探索，将中华民族的国粹——中医药科学发扬光大。

（二）中医“四明”文化观的形成基础

中医情怀，这是多少代中医药人所具有的一种高尚品质、高尚情感与高尚道德的集中体现，也是现代中医药人的家国情怀、职业情怀与文化情怀的高度概括。纵观历史进程，我们不难看出在祖国医学的传承与创新发展的漫长岁月里，中医情怀所产生的巨大力量和重大作用。从这个意义上认识，中医情怀既是中医药文化的重要内容，也是中医“四明”文化观核心理念形成的重要基础。我们都知道，“不为良相，则为良医”从宋明以来已深入士大夫思想意识，也融入了历代爱国志士仁人的追求当中。这种思想意识，不仅体现了一种家国情怀，也是对中医情怀的一种诠释。

“情怀”是一种感情、一种心境、一种认同感和归属感，也是一种文化符号。所谓的“家国情怀”就是人们对国、对家的一种思想心境。没有家，哪来的国，也就是说，我们在关注“小家”的时候，更要情系“大家”——我们的国家；当然，我们在建设国家的同时，也是为了“小家”生活更美好。所谓的“天下之本在国家，国之本在家，家之本在身”，这句话用《大学》中的语言来表达就是，“正心、修身、齐家、治国、平天下”。“家国情怀”作为中华民族优秀传统文化的重要组成部分，其本质的内涵特征主要包括家国同构、共同体意识、仁爱之情。而家国同构理念则是“家国情怀”形成的关键，共同体意识是“家国情怀”持续发酵的动力，仁爱之情是“家国情怀”良性前进的出发点。从某种意义上讲，家国情怀是成为“良相”的必备条件，也是成为“良医”的不可或缺的重要基础。由此可见，情怀无论是对做“良相”，还是成“良医”都有着重要的导向作用。

在漫长岁月中，中医情怀对中医人的人生导向及其发展产生着极大的影响和作用，中医情怀本身就是中医药文化的重要组成部分，也是中医“四明”文化观形成的基础。作为实践医学，中医药需要不断地继承与创新，它的生存与发展取决于疗效，而能否获得更大的疗效则取决于人。因此，中医药事业发展的第一要素是拥有高素质的中医药工作者。唐初孙思邈讲“大医治病，必当安神定志，无欲无求，省病诊疾，至意深心，详查形候，纤毫勿失，处判针药，无得参差”。汉王充《论衡·率性》中讲:“古贵良医者，能知笃剧之病所从生起，而以针药治而已之。”明末著名外科名医陈实功的《医家五戒十要》，就足可为今世医家之典范。明末进士范凤翼评价说:“吾里若虚陈君，慷慨重诺，仁爱不矜，不张言灾祸以伤人之心，不虚高气举以难人之请，不多言夸赞以钩人之贿，不厚求拜谢以殖己之私。”美国乔治敦大学主编的《生物伦理学百科全书》将《医家五戒十要》称为世界最早的“一部医学道德法典”。这些古代所传承之经典无不体现了“明”之于医疗事业的重要性。

医术至精、医德至诚方为大医。已故名医关幼波教授曾这样论述:“医乃明医，儒乃达儒。”“四川十大名医”李孔定教授也说过:“名医不是说所有病都能治好。一个好的医生不过是医错时间少、医错程度轻，错了自己能发现并及时改正，如此可称‘明医’。”医学大家的真知灼见，精辟地道出了何为大医、何为大医精诚！依据历代中医药名家对“名医”与“明医”辩证关系的论述，以及历来在实践中的总结，结合医院“三名战略”的发展目标，进一步推动医院文化建设而提出中医“四明”文化观，即明学理、明医理、明情理、明真理，使“三名战略”和中医“四明”文化观协调统一，相得益彰，在“名”与“明”之中，诠释了大医精诚与医务人员的社会责任。前贤有论“日月之谓明，日月之道即明医之道。日月无言而运行天地，生万物。明医默默而洞彻病源，救死扶伤，泽万世疾苦者也”。中医医院也必然要将培养明医作为人才队伍建设的首要任务。“明先明道明辨，医疴医未医心。”中医医院也以此为宗旨打造了“明医巷”“国医堂”，让全社会了解明医、尚明医。中医“四明”文化观为加强中医院文化建设探索了新的途径，对于构建和谐医院、和谐医患，以及和谐社会的建设具有重大的现实意义。中医“四明”文化观是中医药文化传承发展与创新弘扬中产生的，是中医药工作者热爱践行中医药文化核心理念的具体体现，也必将会使中医药工作者以及所有从事医疗卫生行业的工作人员对从医之道、治学之道产生深刻的影响与积极的作用。品读中医“四明”文化观，我们可以从中感受到改革创新的时代精神和崇高敬业的职业精神，这也是当代中医人的一种情怀。

（三）中医“四明”文化观的基本概述

中医“四明”文化观，凝聚着中医情怀，无论是明学理，做到继承创新，教书育人，明辨操守；还是明医理，做到德技双馨，救死扶伤，明辨笃行；直至明情理，做到情暖百姓，和谐医患，明辨是非；明真理，做到弘扬中医，惠及民生，明辨真伪，无不体现着中医情怀的精髓与本质特征。

明学理是中医“四明”文化观的认知基础。要做到继承创新、教书育人、明辨操守，这是每一名医务工作者一生的必修课。是传承中医药文化，挖掘传统医学宝库，追逐现代医学、把握现代医学发展的重要前提。更是敬佑生命、守护生命、挽救生命必须具备的严谨学风与科学的态度。明学理是认知的基础，是知识，更是做人的道理。学习做“明医”的人，我们必须懂得这个道理。我们都会成为明学理具有自觉行为的人，从而使中医医院的管理水平产生质的飞跃，由制度管理转化为文化管理，才能够培养更多、更好与高质量的优秀中医药人才。中医医院人才的队伍建设，才能够高起点引进、高质量培养、高效益使用、高标准管理，无论数量、质量、结构上都科学合理，适应医院发展的需要。中医药文化历史悠久、博大精深，我们要主动学习，主动思考，勤于学习，永不放弃，延续古人智慧、继承创新发展，使中医事业薪火相传，焕发新的光彩。

明医理是中医“四明”文化观的关键所在。要做到德技双馨，救死扶伤，明辨笃行，就要有成为“明医”的执着信念，进而才能成为“名医”，既要继承名老中医的学术思想，更要传承名老专家的高尚医德。正如孙思邈所言：“世有愚者，读方三年，便谓天下无病可治；及治病三年，乃知天下无方可用。故学者必须博极医源，精勤不倦，不得道听途说，而言医道已了，深自误哉。”安全与效果并重，善筹策权衡。厚德精技，济世救人，谨守初心，明辨笃行，才能够真正做到敬佑生命、救死扶伤、甘于奉献、大爱无疆，才能更好地为百姓服务，办好人民满意的医院。

明情理是中医“四明”文化观的人文体现。医者之所以被称为“仁者仁心仁术”，就是因为明情理。情理，即情感与理解。情感，是医者与病者和谐相处的纽带；理解，就是要理解患者之痛、患者之苦，要展医者之仁心。明情理，就是要尊重患者所思、患者所想，展传统美德；明情理，就是要守护患者健康、患者生命，展大医精诚；明情理，就是要关爱患者之喜、患者之哀，展大爱至善。良好的沟通是构建和谐医患关系的基础，在诊疗过程中医务人员应与患者保持平等、持续、有效的交流，在积极有效治疗的同时，要尽可能地对患者予以更多的关爱、关心与关怀，这是医务工作者的责任，也是应具有的良好医德。“省病诊疾，至意深心，详查形候，纤毫勿失，处判针药，无得参差”。孙思邈在《大医精诚》中的这段话，是对明情理精辟的诠释，告诫从医者看顾患者、诊断疾患，要用最大的心思，寄予很深的关心，详细考察表征迹象，一丝一毫不能有过失，开药下针，不能有任何偏差。只有这样，医院才能成为患者温暖的康复家园，才能建立和谐的医患关系。

明真理是中医“四明”文化观的根本要求，是一种坚持真理的精神，也是社会责任感的体现。真理是人们对于客观事物及其规律的正确反映。实践是检验真理的唯一标准。在实践中磨炼医术，在实践中陶冶情操，在实践中茁壮成长，不失本真，则明医可成。明真理就是要弘扬中医，惠及民生，明辨真伪。求真，是每一名医务工作者一生的追求。我们要求知真学问，潜心钻研中医药知识之奥妙，不断更新现代医学新理论；我们要实施真技术，精心发掘中医技术之根本，不断开创现代医学新疗法；我们要普及真惠民，诚心实意为百姓服务，不断深入传播中医药文化，普及中医药科学知识；我们要励志真报国，助力健康中国建设，不断攻克医学难题。还要与所有的伪中医、诋毁中医的不良倾向作坚决的斗争。坚持科学真理观，光大中医药文化，是每一位中医药工作者应具有的品质。常言道“不讳疾忌医”，患者是这样，医生也应该这样去看待自己在医疗工作中存在的差距与出现的问题，自觉地去弘扬中医药文化，宣传普及中医养生知识，从而引导人们在中医理论的指导下热爱生命与关注健康，也要将"惠及民生、服务群众、奉献社会"作为医院和医务人员的责任。为建设健康中国，提高全民族健康水平做出更大的贡献。

实践中医"四明"文化观，要全面落实好习近平总书记所提出的要求，"切实把中医药这一祖先留给我们的宝贵财富继承好、发展好、利用好，在建设健康中国、实现中国梦的伟大征程中谱写新的篇章"。

二、中医"四明"文化观的内在关系

明，取象于十五的月亮。"月，缺也。太阴之精"；"日，实也，太阳之精不亏"。故"明"者，阴而成也，阳而持也。阴阳接而变化起，故有文明。明学理，明医理，故可让人明辨操守，明辨笃行；明情理，明真理，故可让人明辨是非，明辨真伪。中医"四明"文化观，不仅为我们继承和创新中医药文化明确了方向，更为我们如何推动中医药现代化建设提供了导向。

（一）中医"四明"文化观的内涵延伸

明学理培养创新精神。中医自古以来就是中华民族的优秀瑰宝，且历久弥新。作为中医药工作者，不但要认真学习好中医药学经典基础理论，更重要的是要在古籍经典学说和先人经验的基础上不断创新，使得中医药在新的时代服务人类健康与生命科学发展中，更好地发挥出自身特色与优势。继承创新，继承是重要基础，要有潜心求学、孜孜不倦，刻苦钻研、探求真理的良好学风，要有“书山有路勤为径，学海无涯苦作舟”的坚韧不拔的毅力，更要有“遵循古训、不拘泥古训”的创新精神，这是弘扬光大中医药文化的正确态度和途径，也是明学理的必然要求。在某些疾病治疗上，中医的疗效同西医相比要慢一些、弱一些，这都影响了中医的发展。所以，中医要发展繁荣，就必须要不断创新疗效更好的方药、中西医结合的更佳治疗方法。

明医理重在德技双馨。医者，需要的不仅是高超的医术，更是高尚的医德，正如特鲁多的名言：有时是治愈，常常是帮助，总是去安慰。这里说明两个问题：一是不是所有的疾病都可以治愈，即使不能治愈也不能放弃对患者的关爱，医者不仅要具有“仁术”，更要具有“仁爱之心”。二是要具有“预防胜于治疗”的理念，中国最早的医学典籍《黄帝内经》就强调了预防的重要性，认为“不治已病治未病”。医德高尚不仅是一种品质，也是提高医术的一种能力，因为使命与责任放在至高无上的地位时，就成为一种奋斗的力量和勇攀医学高峰的信念。

明情理注重人文关怀。“好言一句三冬暖”出自《增广贤文》，告诉我们要学习多用“爱语”。很多时候，医生一句同情理解的话，就能给患者很大安慰，增强战胜疾病的信心。明情理是人文关怀的体现，某种程度上会影响到治疗的效果，影响到患者对医院、医生的信任程度。中国医学强调“医乃仁术”“医患诚信”等伦理原则，这种模式要求医者要真心诚意地为患者解除病痛、排忧解难，更要求医者注重对患者的心理安慰、心理疏导，这不是简单的一种关心、关怀，而是用人性的美与高尚的情怀，在患者的心中产生一种温暖、一种幸福感、一种信赖与美好的情感，明情理会帮助建立起和谐的医患关系。

明真理方能精益求精。从传说中的神农尝百草到东汉的华佗最早发明用麻醉法施行外科手术，从中医针灸疗法到东汉时期张仲景创立中医辨证施治的理论体系，从宋代开始就在民间流传的用人痘接种来预防天花的方法，到明代李时珍的药物学巨著《本草纲目》问世，等等，说的都是在探求中医药学真理中精益求精的过程。真理是人们对于客观事物及其规律的正确反映，而历史已经证明中医经得起时间的推敲与检验。明真理才能在实践中探求真理、磨炼医术，才能在实践中继承创新、精益求精，才能广采博收、厚德精术、不失本真，如此则明医可成。

（二）中医“四明”文化观具有的重要作用

明学理循规律，深入学习利用现代科学技术。遵循中医药自身发展规律，全面继承中医药学的基本理论、观点和方法，深刻理解和掌握中医药学的科学内涵。按照“坚持自主创新，重点跨越，支撑发展，引领未来”的指导方针，大力开展中医药理论创新、技术创新与系统集成创新。中国传统医学起于易，隐于道，显于医，道医与中医同根同源。因此，中医药学具有古老性、哲学性、人文性的特征，然而这些特性在注重科学、创新潮流的现代社会很难得到广泛认可。哲学孕育了科学，但科学的发展又会出现排斥哲学的现象，这也是导致中医药学的发展受到一定限制的重要原因。因此，明学理就要求我们客观地看待传统中医药学，在学习、继承历代中医药学优秀成果的基础上，积极吸收与利用现代科学技术成果研究中医药科学，促进多学科交叉、融合与渗透，促进中医药理论和实践的创新发展，增强中医药的自主创新能力，努力推进中医药的现代化，使中医学能在现代舞台上发出光芒。

明医理做名医，加强中医药学的继承和创新。中医药的发展必须建立在继承的基础上，也就是说没有继承，发扬就成了无源之水、无本之木。只有继承了中医药学深厚的理论思维和丰富的治疗手段，才能真正成为救死扶伤、药到病除的名医，只有继承先辈们仁心仁术的高尚医德，才能真正成为悬壶济世、妙手回春的名医。中医所提倡的“医为仁术”，强调一个“仁”字，“医为仁术”便是对一个合格医者的道德标准定义，它是中国古代医学家对从事中医职业的定性，也是对中医学灵魂的高度概括。但继承不是目的，目的是要在继承的基础上不断创新与发展，使中医药保持强大的生命力和活力。坚持以中医药理论为指导，在继承中发展、在发展中创新，促使中医药理论和实践随着时代的进步而不断向前发展。

明情理人为本，全心全意为人类健康而服务。医生有三重境界：第一重叫治病救人；第二重叫人文关怀；第三重就是进入患者的灵魂，成为他们的精神支柱。这就是对“以人为本”的完美诠释。中医对健康提倡预防为主的思想，强调防患于未然，重视平时保健调理，关注日常养生的思想至今仍弥足珍贵，传承这种理念，对于增强社会对中医药的共识大有裨益。弘扬中医药传统医德、坚持以人为本，就必须把为人类健康服务作为根本宗旨，必须把维护最广大人民的根本利益放在首位，必须把提供人民最满意的中医药服务作为工作的出发点和立足点，必须把增进人民健康作为衡量中医药工作的尺度和标准，必须把提高中医药的临床疗效作为重中之重，必须使中医药的发展面向临床、面向实践、面向需求、面向未来。

明真理颂中医，筑梦中医药现代化责无旁贷。从 20 世纪 90 年代中期以来，我国中医药现代化在医疗服务能力方面稳步提升，中药产业实力快速增长，现代科学研究不断深化，人才队伍素质逐渐增强，国际影响力显著扩大。虽然取得了一系列成就，但仍面临着各种困难与挑战。然而，广大中医药工作者仍然是充满信心，始终没有放慢创新发展的脚步。这是因为，中医药文化具有强大的生命力，是经过上千年理论探索与实践检验的科学真理，其继承与发展的意义重大而深远。同时，这也是一项艰巨的工程，是包含许多人文科学内容的自然科学，它不仅包括了博大精深的中医药文化科学知识，而且还涉及哲学、史学、人类学、心理学、民族学等众多学科。只有明真理，才能弘扬中医药文化、讲好中医药故事，进而实现中医药现代化。明真理是筑梦中医药现代化的重要前提与基础，也是中医药工作者责无旁贷的重要使命。综上所述，中医“四明”文化观，无论是对“立德树人”培养高素质中医药人才，还是对传承弘扬中医药文化，促进中医药事业发展，都有着正确的导向作用与积极的推动作用。

（三）提出中医“四明”文化观的现实意义

中医药文化深刻体现了中华民族的认知方式和价值取向，蕴含着丰富的优秀传统文化精髓。在中医药事业日益发展的今天，中医药文化仍然在推进我国医药卫生事业、维护人民健康和促进经济社会发展中发挥着不可替代的重要作用。在医疗改革不断深化的形势下，医患关系仍然是需要高度重视、认真加以解决的重要问题。医务工作应当是一个高尚的、令人尊重的职业，比如在“非典”期间，广大医务工作者赢得了全球的尊重，他们在人民群众生命受到威胁的时候冲在第一线，与死神奋战，毫无畏惧、毫无退缩，为抢救人民群众的生命而不惜牺牲自己的生命。某种意义上讲，医务工作也是一个高危职业，任何疾病暴发、自然灾害等危急时刻，医护人员都是要冲在最前线的，这是职业性质所决定的，也是使命和责任所要求的。目前，我国正处于深化医疗体制改革阶段，医患关系本应和谐稳定，但在有些地方医疗纠纷时有发生，医患关系之间的矛盾处理得不好，进而演化成医疗暴力事件，造成医患双方的诚信严重缺失。究其原因，有患者的责任，也有医院、医生的问题。中医“四明”文化的提出，对于解决好这样一个必须要解决好的问题，提供了新的思路、方法与途径。

中医药文化里面的“大医精诚”“医者父母心”，其实是和希波克拉底誓言一样的。中国古人曾说“才不近仙者，不能为医。德不近佛者，不能为医”。无论是在火车、飞机上，还是在商场、景区里，医生救人的例子屡见不鲜，这些都体现出医生的职业道德素养。不仅仅在医院是一名医生，在任何时刻都是一名需要去救死扶伤的医者。一代代中医药工作者传承的是高尚的医德、高明的医术，在为人类健康做出重要贡献的道路上攻坚克难，不断探索。但是，在改革开放不断深化的今天，有些医务工作者为人民服务的意识淡薄了，忘记了自己曾经有过的誓言，违背了作为医务工作者的职业道德。我们之所以提出中医“四明”文化观，就是要使每一位从事医疗工作的医务人员崇尚职业情操、珍惜职业荣誉、遵守职业道德，更好地为人民群众服务。

我们深刻地认识到，在医疗卫生事业不断深化改革的今天，只有自觉实践中医“四明”文化观，才能有效地改善现阶段的医患关系，构建和谐共处的医患相处模式。在实现中华民族伟大复兴的历史进程中，为早日实现中国梦而努力奋斗。广大中医药工作者通过不断发掘中华民族对生命、健康和疾病的认识与理解，从精神、行为、物质等层面提炼中医药文化精神实质，从而构建具有中国特色、体现时代精神的中医药文化价值体系。在传承中弘扬，在弘扬中创新中医药文化，这是历史赋予我们当代中医药工作者的重大责任和光荣使命。

（四）中医“四明”文化观的内核是“明”

中医“四明”文化观，核心内容的四个方面相互依存、相辅相成，构成了辩证统一的关系，其内核是“明”。明学理才能够明医理，而明医理不明情理就不会成为患者所爱戴、所信赖的“名医”，明真理才会义无反顾地去追求真理，在探索生命科学的道路上，不畏艰险、攻坚克难，为人类的健康努力攀登。中医“四明”文化观，不仅是中医药人才成长的正确理念，也是成为优秀中医药人才的必然选择。同时，也为加强中医药文化建设探索出了新的途径。依据历代中医药名家对“名医”与“明医”辩证关系的论述，我们在实践中创造性地提出了中医“四明”文化观。

其一，明学理才会有学习的动力。学是认知的基础，古人说“万般皆下品，唯有读书高”，某种意义上说明了“学”的重要性。我们这里所说的“学”，不仅仅谈“学”的重要性，而是强调“学”的目的与“学”的方法，更是“学”与认知能力的统一。学的是知识，更是做人的道理。因此，我们说，明学理是认知的基础。不仅是从事医疗工作的、想做“名医”的人，医院所有的员工都懂得这个道理，这所医院所有的员工，都会成为明学理、具有自觉行为的人。从而使医院的管理水平产生质的飞跃，由制度管理提升为文化管理，才能够培养出更多、更好与高质量的优秀中医药人才。医院人才队伍的建设，才能够高起点引进、高质量培养、高效益使用、高标准管理，无论数量、质量、结构上都科学合理、适应医院发展需要。中医药传承之力，在于青年的奋发图强，“明学理”就尤为重要。这是因为，医院患者的疾病具有多样性、复杂性、危重性，我们必须不断提高业务水平，学以致用，化书本知识为临床服务。《明儒学案》有云：“如是为人，自然要尽人道，如是好学，自然要尽学理。”有毅力扎根于中医药事业，谦虚谨慎博学好问是成“明医”之基。“学”为始，“医”为行。医者需博览名医之著，通读古今之书，“若不尔者，如无目夜游，动致颠殒”，故“大医必大儒”，只有这样在行医中才可“胸有韬略，诊治不怠”。我们只有认真研读古籍经典，才能更好地继承与创新中医药文化。我们每天面对的患者有农民、工人、教师、政府职员等形形色色的人，面对每一名患者我们都应秉持“以人为本”的根本原则，以中医整体观治疗患者，不可“只识其病，不知全局”；要充分发挥“治未病”理论，以达“未病防治，已病防传”。

其二，明医理才能找到学有所成的阶梯。正如孙思邈所言：“世有愚者，读方三年，便谓天下无病不可治；及治病三年，乃知天下无方可用。故学者必须博极医源，精勤不倦，不得道听途说，而言医道已了，深自误哉！”由此可见，明医理要成为医务工作者一种执着的信念，有了这种信念才能够做到“书山有路勤为径，学海无涯苦作舟”，才能够真正成为“悬壶济世、妙手回春”的“名医”。对于医院来说，有了这种文化观，才能够传承中医精髓、强化中医理念、树立中医品牌，积极探索在新形势下符合中医学术规律、有利于发挥中医特色优势、方便群众就医的办院模式，从而更好地为百姓服务，办好人民满意的医院。

其三，明情理才会具有仁心仁术。中医历来注重人文关怀，而医患关系是医学史和伦理学史上永恒的主题。从来医患关系只囿于医生与病者之间，好坏、优劣，只有二元的价值判断，新型和谐医患关系的本质是一种基于高尚情操的信任。一个明情理的医生，眼里只有患者而无高低贵贱之分，不仅会尽自己所能去为患者诊治疾病，更会用至高无上的医德去温暖被疾病所折磨的痛苦心灵。有了这种文化理念，一所医院才能够处处体现出“一切为了患者、为了一切患者”，真正做到“想患者所想、急患者所急”，成为患者温暖的康复家园。才能够用真情与患者相处，建立和谐医患关系。医院就会把提升医疗服务理念，坚持以患者为中心，完善各项服务流程，尽最大可能满足患者就医需求，转化成为全体医护人员共同职业操守与职业道德，以此赢得患者最大的理解与信任。

“诊治”为医，“沟通”为情。晋代《物理论》有云：“夫医者，非仁爱之士，不可托也；非聪明理达，不可任也；非廉洁淳良，不可信也。”面对生老病死，我们的确无可奈何，但“有时去治愈，常常去帮助，总是去安慰”道出了医者仁心的真谛。“明情理”即为“明医”之心，“明医”是医者以人道精神对患者的生命与健康、权利与需求、人格与尊严的真诚关怀和照顾。本质是以人为本，体现对人的生命与身心健康的关注与尊重，是一种体现人类人文精神具体化的过程。我国自古便有“济世救人，仁爱为怀”的人本主义思想，“大医精诚”思想更是我们传统医学思想的精华。

其四，明真理才能够敬佑生命。常言道“不讳疾忌医”，患者是这样，医生也更应该这样去看待自己在医疗工作中所存在的差距以及出现的问题。作为医生在治疗过程中要有一种坚持真理的精神，善于听取同事的意见，不要碍于面子坚持自己错误的观点与做法。要多与科室同事沟通，不断提升自己的医学素养，才能够真正做到敬佑生命、救死扶伤、甘愿奉献、大爱无疆，成为生命与健康的守护者。同时，医务人员更要有社会责任感，在与患者交往交流中积极传播社会的正能量，特别是在医疗改革不断深入的现阶段，更要宣传好国家有关政策，惠及百姓，惠及民生。形成了这种明真理的文化观，中医医院的每一位医护人员就会自觉地去弘扬中医药文化，宣传普及中医养生知识，从而使得伪中医没有任何市场，真正做到去伪存真，进而引导人们在中医理论的指导下热爱生命与关注健康。同时，也要将“惠及民生，服务群众，奉献社会”作为医院和全体医务人员的责任，为建设健康中国、提高全民族健康水平做出自己应有的贡献。中医“四明”文化观，体现了中医药工作者对祖国传统医学的执着与热爱，不断坚定光大弘扬中医药文化的自信与决心，勇于肩负起历史给予我们的机遇与挑战，砥砺前行，在中医药创新发展的道路上不断攀上新的高峰，造福人类。

中医“四明”文化观理论研究与实践

论中医“四明”文化观

LUNZHONGYISIMINGWENHUAGUAN

行为是一个人内心精神的外化，在中国传统文化中，对“知”和“行”的关系阐述得比较深刻，从孔子的“听其言观其行”，到《老子》的“辅万物之自然”，直至宋明心学代表王阳明先生结三者之精华，提出“知行合一”的思想。“知是行之始，行是知之成”，“知之真切笃实处，即是行；行之明觉精察处，即是知。”“知”与“行”是一个互相联系、互相包容的动态过程，不可离开亲躬实践而空谈为学。作为医者如何做到“知行合一”，从而达到“天人合一”的境界，成为“医者仁心”“大医精诚”的“名医”与“明医”，中医“四明”文化观具有重要理论与实践价值。

人们生病就要寻医问药，早就成为日常生活中的一种习惯。而对于患者而言，去哪里找医生、找什么样的医生、找哪位医生却是一件值得深思熟虑的事情。一位值得信赖的医生，除了有一个很好的“名声”，更要具备中医“四明”文化观，只有明了学理不断进取、明了医理悬壶济世、明了情理平易近人、明了真理立足实践，才能成为真正的好医生，成为患者忍受病痛之时最想求助的人。换言之，医生的好“名声”，某种意义上讲是要通过践行中医“四明”文化观去赢得的。

中医药学作为我们祖国的文化瑰宝，是中华民族传统文化的重要组成部分，是中华儿女在长期的生产、生活和医疗实践中认识生命、维护健康、防治疾病宝贵经验的积累和总结。它之所以能取得今天的成就，是一代又一代中医先辈们用自己的毕生心血为我们这些后代打下了牢固的基础。“药王”孙思邈在《大医精诚》中凝练阐述了作为一名“大医”的基本操守。陈实功在《外科正宗·医家五戒十要》中说过：“夫医者，非仁爱之士不可托也，非聪明达理不可任也，非廉洁纯良不可信也。”这些来自先辈们的倾心教诲，是我们现代中医人取之不尽、用之不竭的宝贵财富。而这些教诲恰恰都是中医“四明”文化观所要阐述的内在思想。因此研究中医的“四明”文化观，无论是在理论上还是在实践中都有着重要的意义。

一、中医“四明”文化观的理论研究意义

中医“四明”文化观作为一种职业理念和道德标准，具有重要的理论价值。中医“四明”文化观，坚持和发展了历代中医大家在追求中医药发展事业上的成果，凝聚了中华儿女在实践中不断探索真理的智慧和心血，是在传承实践的基础上提出的一种理论学说，对促进中医、中药事业的发展，打造优秀的中医药人才队伍，加强医院文化建设，以及构建新型和谐的医患关系都具有一定的指导意义。中医药学作为实践医学需要继承与创新，能否生存与发展取决于疗效，关键在于中医药人才的培养。因此，中医药事业发展的第一要素是中医药人，而培养优秀的中医药人就要以“四明”文化观作为思想引导，鼓励他们树立正确的价值取向，这样才能培养出高素质的中医药人才。

每一位中医执业人员与正在学习中的中医学子，大多在梦想着成为“名医”。然而“明医”与“名医”却有不同。“名医”与“明医”都应是人们心中的好医生，因而受到尊重。但在现实情况下，由于存

在多种复杂的社会因素，“名医”当中也可能有个别人盛名之下其实难副，而“明医”则不应有这样的个别情况，任何一位能被称作“明医”之士，必然是一位具备中医“四明”文化观的大医。因此做“明医”比做“名医”更难。医术至精、医德至诚，方为大医。能“先发大慈恻隐之心，誓愿普救含灵之苦”，以患者为重、以生命为敬，尽心尽力、无悔无怨地去救死扶伤、抵御病魔，这是历代中医名家所具有的情怀，也是世代相传的中医精神。中医“四明”文化观，就是对中医精神的一种凝练和升华。自古以来，中医药工作者们以一种勇往直前的进取精神和波澜壮阔的创新实践，实现了祖国医学的蓬勃发展，取得了举世瞩目的成就。而一位真正值得尊重、值得信赖的医生，可以不是“名医”，但必须是“明医”。聂尚恒《活幼心法》:“医者仁术，圣人以之赞助造化之不及，所贵者，扶危救困，起死回生耳。”但是如果有哪位医者偏离了中医“四明”文化观，失去了正确的理论指导，失去了成为一名“明医”的信念，必然会成为中医药事业发展的阻碍，影响医者在百姓中的形象，成为害群之马。中医“四明”文化观，为中医药职业的健康发展、中医药事业的繁荣进步，提供了一个正确的理念与方向。

当今世界，科学技术、信息革命与文化创新的浪潮，一波紧随着一波迅猛袭来。有人形容为知识爆炸的时代，各国医疗技术水平也随之不断突破创新，中医药发展面临着空前的挑战。如果想在这激烈的竞争中凸显自己、屹立不倒，就要从理论与实践上探索创新中医药文化理论，中医“四明”文化观就是一个大胆的尝试。这一理论的提出，在一定程度上为中医药工作者在实践上提供了新的思路、方法与途径，在理论与实践上都具有一定的指导作用。中医“四明”文化观，对世界医学的发展进步、人类卫生保健事业的健全完善也有着重要意义。无论是哪一个民族的医者，都需要在自己的工作领域内苦心钻研、恪守职责、抵抗病魔、救死扶伤，怀揣着对“明医”的向往和追求不断奋斗、不懈努力，中医“四明”文化观必然是所有医护人员的职业操守与道德标准。因此，中医的“四明”文化观，对于宣传弘扬中医药文化，增强中医药文化的影响力也会起到一定的作用。

二、中医“四明”文化观的具体实践价值

立德树人、明理铸魂，这是人才培养的根本。医学高等院校，无论中医还是西医大学的附属医院，许多医务人员在完成医疗工作的同时，又肩负着教书育人的使命，承担着临床教学、实习与研究生培养等任务。为此要将加强医德与师德建设有机地紧密结合起来，不断探索思想政治工作的新途径。中医“四明”文化观——明学理、明医理、明情理、明真理，作为一种文化理念与人才培养的方法与途径，不仅是在打造“明医”上具有实践价值，在医学生培养方面也具有特殊的育人功能作用，既对加强医德与师德建设有着促进作用，也会为改进医学院校大学生思想政治工作、立德树人带来积极的影响。要“名”与要“明”，这是关系到人才培养的导向问题。中医医院人才队伍建设上，要以“名医”为目标，以“明医”为标准，注重“明医”的培养。同时，老师们也要以“明医”的标准要求自己，只有作为“明医”的教师，才能将传道授业解惑有机统一，才能做到教书育

人有机统一。要真正认识清楚"名"与"明"两者的不同，才能够处理好相互的关系，围绕"明"做好思想政治工作的大文章。

在具体做法上，我们也提出了明学理就要在求知与善学上下功夫，有求知的欲望才有明学理的动力，有善学的方法才能达到明学理的目的；明医理就要在精研与精心上做好文章，只有精研岐黄才能够明医理，明医理才会为患者精心治疗。精研是一种自强不息的精神，精心是一种态度与能力；明情理的重要体现是温暖与关爱，能让患者感到温暖不仅是人文关怀的体现，对患者来说就是莫大的慰藉与希望。有了一颗温暖的心就会有关爱的行为，这是医护人员应有的良知与医德；明真理就要具备坚韧的品质、豁达的胸襟，才能够在追求医学科学真理的奋斗中，坚定不移、坚持不懈地努力，在通往明医的路上不忘初心、坚定信念、勇往直前。在这里还要特别强调一下，开展中医"四明"文化观实践活动，要做到五个相结合：一是要与推进"三名战略"、打造"三名"中医医院相结合；二是要与中医医院文化建设总体规划相结合；三是要与提高中医医院管理水平、提升医疗服务质量相结合；四是要与加强医护人员的思想政治工作相结合；五是要与医疗卫生事业深化改革相结合。如此，中医"四明"文化观才能在促进中医药事业发展中充分发挥出应有的积极作用。

我们反复强调"名声"是一个很重要的问题，无论是对医生个体而言，还是对医院群体而言，都是至关重要的。"三名战略"的核心，是如何打造"三名"的问题，当然是要名副其实的。我们注重"名"的同时，更要注重"明"，就是将知名度与美誉度有机结合起来。以"名医"引领示范，推动"明医"培养，是我们践行大医精诚的重要途径。实践证明，只有将"名"与"明"协调统一起来，才能有力地推动中医药事业的发展。在中医“四明”文化观的具体实践上，我们也探索了一些行之有效的方法与途径。

首先，要“名”与要“明”，这是关系到人才培养的导向问题。我们认为在中医院人才队伍建设上，要以“名医”为目标，以“明医”为标准，注重“明医”的培养，“名医”不仅会水到渠成，更不会徒有虚名。将培养“明医”作为人才队伍建设的首要目标，就要有明确成才的方向，做高明的医生，而不是徒有虚名；就要有正确的成才的途径，这就是品性高洁，将治心作为治病之根本。其次，要正确对待重“名”与重“明”，这是关系到医患和谐的实质问题。“名医”的名声固然响亮，但切不能以名谋私，要切记《大医精诚》中所说，“凡大医治病，必当安神定志，无欲无求……”“日月之谓明，日月之道即明医之道。日月无言而运行天地，生万物。明医默默而洞彻病源，救死扶伤，泽万世疾苦者也”。这就是明医之道、行医之道与待患之道，说明了一个道理，重“明”才是重“名”。“明”医会赢得好口碑，自然就是患者心中的“名”医，医患关系岂能不和谐？当前，社会上追逐“明星”、贪图“名利”的现象，或多或少也在侵蚀着医疗界，重“明”就是不要把“名医”与“明星”混为一谈，更不能将“名医”与“名利”连在一起。还有就是，颂“名”与颂“明”，这是关系到内涵建设的关键问题。名医，是医院的品牌，要宣传、要树立。但是，要有一个前提，名医必须是明医。我们说的颂“名”是要深化“明”的内涵，我们说的颂“明”是强化“名”的实质，这里突出的也是中医院的文化氛围、文化环境与文化特色。

“明先明道明辨，医病医未医心”，这是悬挂在辽宁中医药大学附属医院“明医巷”的一副对联。要让全社会了解“明医”、崇尚“明医”，对于净化社会环境有着积极的作用。中医医院崇尚“明医”、打造中医“四明”文化，对于构建和谐医院、和谐医患，乃至对和谐社会建设具有着重大的现实意义。

中医“四明”文化观
与中医药文化核心价值

论中医“四明”文化观

LUNZHONGYISIMINGWENHUAGUAN

文化是民族的血脉，是人民的精神家园，是政党的精神旗帜。党的十九大报告明确指出：“文化是一个国家、一个民族的灵魂。”美国文化人类学家洛威尔曾经这样描述文化：“我被托付一件困难的工作，就是谈文化。但是在这个世界上，没有别的东西比文化更难捉摸。我们不能分析它，因为它的成分无穷无尽；我们不能叙述它，因为它没有固定形状。我们想在文字范围表述它的意义，这正像要把空气抓在手里似的：当我们去寻找文化时，除了不在我们手里以外，它无所不在。”我国台湾学者许育典在《文化宪法与文化国》中也表达了类似的观点，他说：“简单的‘文化’二字，却几乎涵盖了人类社会生活的全部，故‘文化’概念难以经由文字意义加以创设或解释出来，它毋宁是一个含有许多异质性概念的字句。”在《易经·贲卦》之《彖传》里，就有“观乎天文，以察时变，观乎人文，以化成天下，天下成其礼俗，乃圣人用贲之道也”的记载。意思是圣人通过观察天道运行规律，以认知时节的变化。通过注重人事伦理道德，可以用教育感化的手段来治理天下。1871 年，英国人类学家爱德华·泰勒在其所著的《原始文化》一书中对文化的表述是：“知识、信仰、艺术、道德、法律、习惯等凡是作为社会的成员而获得的一切能力、习性的复合整体，总称为文化。”费孝通先生将“文化”看作是为社会发展服务的一种更高层次的生产力，是“用人工把自然的土变为用具，变成能服务于人的生活的东西”，是“共同生活的人群在长期的历史当中逐渐形成并高度认同的民族经验，包括意识形态、价值观念、伦理准则、社会理想、生活习惯等”。梁漱溟认为文化的内容包括精神生活、社会生活和物质生活三个方面，是“一个民族生活的种种方面”。胡适认为“文化是文明所形成的生活方式”。各个领域的专家、学者从不同角度解释了文化，能让人们普遍接受的文化定义是：人类在社会历史发展过程中所创造的物质财富和精神财富的总和。它包括物质文化、制度文化和心理文化三个方面。中医“四明”文化观与中医药文化核心价值都有“文化”一词，它们之间有怎样的内在联系呢？两者与中华民族优秀传统文化的关系如何？这是本文所要探讨的。

一、中医药文化核心价值是中医“四明”文化观形成的源泉

（一）中医“四明”文化观与中医药文化核心价值的内涵相一致

中华传统文化是中华民族智慧的结晶，是中华民族在古代社会形成和发展起来的比较稳定的文化形态，是中华民族五千多年历史遗产在现实生活中的展现，它决定着中国人的思维方式、价值取向、气质特征，其思想体系蕴含着丰富的文化科学精神，是中华民族强大凝聚力和向心力的源泉。而中医药文化是中华民族优秀传统文化的重要组成部分，是传统文化的典型和范例，是中华民族优秀传统文化中体现中医药本质与特色的物质财富和精神财富的总和，承载了无数先人的智慧，是传统文化思维、哲学思想、思维方式和价值观念的体现。是中华民族几千年来认识生命、维护健康、防治疾病的思想和方法体

系，是科学文化和人文文化水乳交融的知识体系，它世代相传，成为中国人生活方式的基本物质范畴，成为中国人思想情感体认的精神平台。

翻开中医药文化的历史，就会发现其中包含着丰富的人文情怀、认知方式、济世精神。中医药文化是中华民族独特的宇宙观、自然观、生命观、生活观。新中国成立后，特别是改革开放以来，国家重视中医药事业的发展，出台一系列文件大力发展中医药事业。《国务院关于扶持和促进中医药事业发展的若干意见》(国发〔2009〕22号)指出:“充分认识扶持和促进中医药事业发展的重要性和紧迫性”，“要坚持中西医并重的方针，充分发挥中医药作用”。“将中医药文化建设纳入国家文化发展规划。”可见国家对中医药文化发展的重视程度。习近平总书记曾高度评价中医药学，指出“中医药学凝聚着深邃的哲学智慧和中华民族几千年的健康养生理念及其实践经验，是中国古代科学的瑰宝，也是打开中华文明宝库的钥匙。深入研究和科学总结中医药学对丰富世界医学事业、推进生命科学研究具有积极意义”。中医中药是我国独具特色的医疗卫生资源、健康保健资源、文化资源、产业资源，具有广泛、深厚的群众基础。中医药文化在发展我国医药卫生事业、维护人民健康和促进经济社会发展中发挥着极其重要的作用。

充分理解中医药文化核心价值的内涵，是认识中医“四明”文化观内涵的前提。中医药文化的核心价值是什么？学者和专家从不同角度给予了解读。为了广泛传播中医药文化、打造中医药文化品牌，推动中医药事业持续发展，2009 年 7 月，国家中医药管理局颁布了《中医医院中医文化建设指南》，其中指出：中医药文化的核心价值，主要体现为以人为本、医乃仁术、天人合一、调和致中、大医精诚等理念，可以用“仁、和、精、诚”四个字来概括。“仁”，体现了中医仁者爱人、生命至上的伦理思想，表现为医者应以救死扶伤、济世活人为己任，医者要具有宽广的胸怀，尊重、敬畏、爱护每一位患者的生命，对患者一视同仁；不分贵贱，不论恩仇，对每一位患者应尽心尽力予以救治。“和”，体现了中医崇尚和谐的价值取向，表现为天人合一的整体观，阴阳平衡的健康观，调和致中的治疗观以及医患信和、同道谦和的道德观。医者必须尽量保持自己内心的平和状态，不为利益得失所惑而导致心理失衡。在处理医患之间、医与医之间的关系时，对同道谦和谨慎尊重，在工作中应对患者仁爱有加，对患者及患者的家属态度要宽容。只有这样才能得到患者的赞赏和同行的认可。“精”，体现了中医精勤治学的要求，这是医德的一个重要方面。医务工作关乎他人性命，因此不能把工作仅仅当作自己养家糊口的职业，把医术仅仅看作是单纯的技艺，医者需自强不息，进取不止，孜孜不倦地精研医道，不断追求精湛的医术。“诚”，是中医人格修养的最高境界，要求心怀至诚于内，言行诚谨，表现在为人处世、治学诊疗、著述科研等方向诚笃端方，要心怀至诚，戒诳语妄言与弄虚作假。不为金钱利益所动，不滥检查，不开大方，更不能有猎色等私心杂念，时刻对患者负责。“仁、和、精、诚”高度浓缩了的中医药文化核心价值，是中华民族深邃的哲学思想、高尚的道德情操和卓越的文明智慧在中医药领域的集中体现，是中医药文化的根基和灵魂。

中医“四明”文化观的内涵，与中医药文化核心价值观是一致的，是在实践其核心价值观的基础上产生形成的。我们在传承和弘扬中医药文化的创新发展中，在长期的中医院管理与文化建设实践中，结合辽宁中医药大学附属医院的几十年管理与文化建设的实际凝练出了中医“四明”文化观。前面我们系统阐述了中医“四明”文化观的核心理念。即一明学理，做到继承创新，教书育人，明辨操守；二明医理，做到德技双馨，救死扶伤，明辨笃行；三明情理，做到情暖百姓，和谐医患，明辨是非；四明真理，做到弘扬中医，惠及民生，明辨真伪。中医“四明”文化观的宣传与实施推动了高水平的中医药人才培养，推动了中医院医疗服务质量提升，深化中医院的文化、医疗服务的内涵建设。以明学理，推动医院人才队伍数量、质量、结构上的科学合理，适应医院发展需要，高质量培养、高标准管理各类人才。以明医理，推动传承中医精髓、强化中医理念、树立中医品牌，积极探索在新形势下符合中医学术规律、有利于发挥中医特色优势、方便群众就医的办院模式。以明情理，使广大医生能够真情与患者相处，建立和谐的医患关系。注重提升医疗服务理念，坚持以患者为中心，完善各项服务流程，尽最大可能满足患者就医需求，以赢得患者最大的理解与信任。以明真理，承担起中医院责任，弘扬中医文化，宣传普及中医养生知识，引导人们关爱生命，关注健康。将“惠及民生，服务群众，奉献社会”作为医院和医务人员责无旁贷的责任。

从上述的内涵可以看出“仁、和、精、诚”高度浓缩了的中医药文化丰富的内容，为凝练中医药文化核心价值提供了一个范例。中医的“四明”文化观，即明学理、明医理、明情理、明真理，是为了继承和创新中医药文化，提高医护人员的整体素质和医院的文化建设水平。

由此可见，中医“四明”文化观与中医药文化核心价值存在着必然的内在联系、有着不可分割的关系。中医药文化核心价值与中医“四明”文化观，两者都根植于中华优秀传统文化的沃土中，两者又与中华优秀传统文化是一脉相承的，两者都凝练了优秀传统文化的道德价值。中医药文化核心价值是中医“四明”文化观产生的理论依据，中医“四明”文化观进一步诠释了中医药文化核心价值的内涵，是践行、拓展中医药核心价值的重要成果。

（二）中医“四明”文化观与中华民族优秀传统文化的内在统一性

中医药文化核心价值与中医“四明”文化观，两者都传承了中华民族优秀传统文化的思维方式、人文情怀。两者都根植于中华民族优秀传统文化的沃土中，传承了中华民族优秀传统文化的思维方式、人文情怀。五千年的悠久历史铸就了中华民族优秀的传统文化，按照英国人类学家爱德华·泰勒在其 1871 年所著的《原始文化》一书中对文化的表述:“知识、信仰、艺术、道德、法律、习惯等凡是作为社会的成员而获得的一切能力、习性的复合整体，总称为文化。”我们说中华民族优秀的传统文化是指中国几千年文明发展史在特定的自然环境、经济形式、政治结构、意识形态的作用下形成、积累和流传下来，并至今仍在影响当代的知识、信仰、艺术、道德、法律、习惯等凡是作为社会的成员而获得的一切能力、习性的复合整体。或者说指中华民族在长期的历史发展过程中所创造的带有中华民族特点的物质财富和精神财富的总和，包括物质文化、制度文化和心理文化等方面。优秀的传统文化指的是传统文化的精华部分，是符合国际潮流、现代潮流的，对实现中华民族伟大复兴的中国梦具有重要的现实意义和时代价值的文化。

中华民族优秀的传统文化包含着丰富的物质资源、制度资源和精神资源，中医药文化核心价值与中医“四明”文化观都根植其中。中华民族优秀的传统文化有着丰富内容，有着对民族的发展、个人的发展的积极意义和恒久价值。表现在悠久的爱国主义精神，如:“常思奋不顾身，而殉国家之急”（司马迁），“天下兴亡，匹夫有责”（顾炎武），“人生自古谁无死，留取丹心照汗青”（文天祥），“王师北定中原日，家祭无忘告乃翁”“位卑未敢忘忧国”“夜阑卧听风吹雨，铁马冰河入梦来”（陆游），“苟利国家生死以，岂因祸福避趋之”（林则徐），“先天下之忧而忧，后天下之乐而乐”（范仲淹），“为天地立心，为生民立命，为往圣继绝学，为万世开太平”（张载）等脍炙人口的诗句。岳飞的《满江红》，方志敏的《可爱的中国》，等等，都以全部热情为祖国放歌抒怀。表现在重民贵民的民本思想:“民为贵，君为轻”“民为邦本，本固邦宁”。不怕困难、独立自主、自力更生、吃苦耐劳的精神:“自强不息，厚德载物”“生于忧患，死于安乐”。注重和谐的互助友爱精神:“老吾老以及人之老，幼吾幼以及人之幼”。扬善抑恶、注重人格和道德修养的伦理精神:“仁者爱人”“己所不欲，勿施于人”“勿以恶小而为之，勿以善小而不为”“三军可夺帅，匹夫不可夺志”。重气节、大公无私的人生价值观念:“杀身成仁”“舍生取义”“天下为公”。仁爱济众的理念:“己欲立而立人，己欲达而达人”“亲亲而仁民，仁民而爱物”，等等。上述佳句处处闪耀着博爱、积极进取、宽厚包容的家国情怀。

中医药文化从优秀传统文化中汲取养分并加以吸收利用，中医药文化价值观的“以人为本”“医乃仁术”“医者仁心”“大医精诚”等理念凝练、继承了传统文化的积极成分，与传统文化积极成分异曲同工。有学者指出：“仁和精诚”集中体现了中华传统文化中的“仁、义、礼、智、信、忠、孝、廉、耻、谦”的道德要求。中医“四明”文化观要求广大医生和医院的工作人员做到继承创新，教书育人，明辨操守；做到德技双馨，救死扶伤，明辨笃行；做到情暖百姓，和谐医患，明辨是非；做到弘扬中医，惠及民生，明辨真伪。就是强调根植于中华优秀传文化中，就是对中医药文化价值观的大力弘扬、继承创新。这是在现代医学阶段呈现出的“医学技术主体化”倾向及人文精神缺失的境况下对医院管理者、医务人员提出的道德及技术要求。

中医“四明”文化观，也传承了中华传统文化中“天人合一”的思维方式。“天人合一”是中国人最基本的思维方式，构建了中华传统文化的主体。学术界对“天人合一”的理解可谓众说纷纭，在此我们不必深究，只从最普通的意义上去理解和把握。“天人合一”具体表现在天与人的关系上。它认为人与天不是处在一种主体与对象关系之中，而是处在一种部分与整体、扭曲与原貌或为学之初与最高境界的关系之中。宇宙自然是大天地，人则是一个小天地。人和自然在本质上是相通的，故一切人事均应顺乎自然规律，达到人与自然和谐。老子说：“人法地，地法天，天法道，道法自然。”在道家看来，天是自然，人是自然的一部分。天人本是合一的，而由于人制定了各种典章制度、道德规范，使人丧失了原来的自然本性，变得与自然不协调。要打破这些加于人身的藩篱，将人性解放出来，重新复归于自然，达到一种“万物与我为一”的精神境界。在儒家看来，天是道德观念和原则的本原，人心中天赋地具有道德原则，这种天人合一乃是一种自然的但不自觉的合一。但由于人类后天受到各种名利、欲望的蒙蔽，不能发现自己心中的道德原则。

中医药文化秉承了这种“天人合一”的思维方式与理念，作为中华民族优秀文化的重要组成部分，承载着中国古代人民同疾病做斗争的经验和理论知识，是在古代朴素的唯物论和自发的辩证法思想指导下，通过长期医疗实践逐步形成并发展成的医学理论体系。经过几千年的医疗理论与实践，在历代医家的努力下，不断汲取历代中华文化精华，有效地与人的生命、健康、疾病防治规律相结合，已形成了人文与生命科学相融合的系统完整的医学知识体系。流传下来如《黄帝内经》《难经》《伤寒论》《本草纲目》等经典医学著作，涌现出扁鹊、华佗、张仲景、孙思邈、李时珍等一批受世人推崇的名医，升华并丰富了中华文化的内涵。这种“天人合一”的理念，体现为《黄帝内经》所说的人“与天地相应，与四时相副，人参天地”，“人与天地相参也”，“与天地如一”。《黄帝内经》认为作为独立于人的精神意识之外的客观存在的“天”与作为具有精神意识主体的“人”有着统一的本原、属性、结构和规律。《黄帝内经》将整体观运用于人体自身的统一性，认为人体是以五脏为中心，配合六腑、形体等器官，以经络系统相连通的有机整体，并以此建立了三部九候全身遍诊法。

中医药文化中的哲学观、思维方式、价值观等，都是与中华传统文化一脉相承、息息相关的。《周易》的变易观以阴阳对立为基础，以变易为核心。中医学利用这种运动的、发展的观点研究人体健康和疾病的问题，提出气血运行，周而复始的认识，并强调人对环境的适应性。因此中医学的基本理念大多是古代哲学思想的嫁接和移植，是中医学的理论基础。中医“四明”文化观要求广大医务人员做到继承创新、弘扬中医、明辨真伪。就是强调要遵循“天人合一”的基本思维方式，对中医药传统文化的继承创新，在新的历史条件下与时俱进，赋予中医药文化新内涵。

中医药文化的核心价值与中医“四明”文化观两者都凝练了优秀传统文化的道德价值。“中国传统文化历来提倡社会和个人道德与理想的实现，无论儒家还是道家都把追求个人的自我完善看作生命价值之所在，从这层意义上说，中国文化可以说是一种德行文化。”道德作为人类社会特有的一种社会现象，是人类社会发展到一定阶段的必然产物，是人类社会一种特殊的意识形态，是由人们在社会实践中形成并由经济基础决定的，用善恶作为评价标准，依靠社会舆论、内心信念和传统习俗，调节人与人、个人和社会、人与自然之间关系的行为规范的总和。是由道德意识、道德活动、道德规范三部分构成的有机整体。传统文化追求道德价值至上，精神境界的提高。儒家自孔子始，就将道德价值推崇到最高地位。孔子认为：“君子义以为上”,“好仁者无以尚之”，认为道德价值高于生命价值，有“杀身以成仁”之说。在道德的内容上，提倡敬老慈幼、尊师重道、忠恕守信。在道德价值判断问题上重义轻利。孔子主张“见利思义”，提倡人的精神追求高于物质追求，物质生活是人类生活的基本内容，但精神生活高于物质生活，精神贫乏会导致灵魂的毁灭。主张用“义”对人的物欲进行约束，使之不致膨胀到损害他人和社会的程度，从而起到净化社会风气，防止良知泯灭，抑制贪官污吏，培养坚持正义、反对邪暴、刚直不阿的高洁之士的作用。儒家的道德理想是大道之行，天下为公，选贤任能，各得其所，各尽其力。道德原则是忠恕之道，所谓的忠恕之道就是善待别人之道，人与自然要和谐相处，人与人要和谐相处。这些规范需要人们自觉遵守，并“内化”为人们的道德理想，成为衡量人们人生价值的标准。中国传统文化蕴含着丰富的道德观资源，为中医文化核心价值与中医“四明”文化观提供了丰富的道德渊源。

中医药文化的核心价值的“仁”，要求医者应以救死扶伤、济世活人为己任，心存善念，胸怀仁义，尊重、敬畏、爱护每一位患者的生命，对患者一视同仁；不分贵贱，不论恩仇，对每一位患者应尽心尽力予以救治。医者要有高尚的道德，这是医者的灵魂。“精”，体现了中医精勤治学的要求，这也是医德的一个重要方面。医德是医生的灵魂，医者还要有精湛的医术，为患者解除身体的病痛，安抚其心灵。中医“四明”文化观，即明学理，明医理，明情理，明真理。提出中医“四明”文化观，就是为了更好地继承和创新中医药文化，提高全体医务人员的整体素质和医院的文化建设水平。“明学理”，“学”指的不仅是知识，更是做人的道理。医院所有的员工都要懂得做人的道理，都要做到继承创新，教书育人，明辨操守。即大力弘扬中医药文化的核心价值观，以自身的道德行为和魅力，言传身教，在传授专业知识的同时，引导学生寻找生命的意义，实现人生应有的价值追求，塑造自身完美的人格。守规矩、严格约束自己，行为端庄合理，坚守底线。中医的“四明”文化观的“明医理”，就是要求全体医护人员做到德技双馨，救死扶伤，明辨笃行。即道德高尚，医术高超，受人敬仰和尊重；抢救生命垂危的人，照顾行动不便的人；勤奋学习、谨慎思考、明白分辨、坚定实践。“明医理”要成为医务人员的一种追求，广大的医护人员要通过“书山有路勤为径，学海无涯苦作舟”，成为“悬壶济世、妙手回春”的“明医”。中医的“四明”文化观的“明情理”，要做到情暖百姓，和谐医患，明辨是非。一名“明情理”的医护人员，眼里的患者无高低贵贱之分，会尽自己所能去为患者诊治疾病，更会用高尚的医德去温暖被疾病折磨的患者痛苦的心灵。

中医药文化核心价值与中医“四明”文化观两者都弘扬了优秀传统文化的人文精神。提到人文精神，有一种观点认为，人文精神等于西方的人文主义，认为人文精神是一个外来词，认为人文精神就是文艺复兴时期的人文主义精神。认为在当代提倡人文精神，就是要重提文艺复兴时代的人文思潮中的人文精神。另一种观点是把儒学视为“人学”，把孔子的“仁者爱人”看作是“人文主义精神”的充分体现。以上两种观点都有偏颇之处。“人文精神从总体上讲应该是指人对于贯通于人类历史全过程、渗透在人类文化活动及其成果的所有方面的那种使人成其为人的最高哲学本质的自觉关注与自觉追求。今天我们所倡导的人文精神，应该是一种以人为本，对人类命运、幸福与痛苦，对人的存在、价值与尊严的强烈关怀和承担责任的精神。对人的生命存在和人的尊严、价值、意义的理解和把握，以及对价值理想或终极理想的执着追求的总和”。“在当代我们所倡导的人文精神是现代科学意识的人文精神，我们提倡的科学精神应该是充满高度人文关怀的科学精神。”人文精神与科学精神是有机统一的，两者都应当得以强调。

人文精神的核心是以人为本。以人为本是中国传统文化的基本精神的重要内容，以人为本就是说要把人放在最重要的位置上，要尊重人的价值。中国传统文化围绕着“人”这一中心，肯定人为万物之灵，天地间人为贵。儒家思想认为在自然的万物中，人是最尊贵的，而非同时代西方关注的神灵。“仁者万物之灵”（《礼祀》），“天地之性人为贵”（《孝经》），孟子说：“民为贵，社稷次之，君为轻”（《孟子·尽心下》)。荀子认为"人有气有生有知亦且有义，故最为天下贵也"(《荀子·王制》)。"仁者爱人"的思想是儒家思想的核心和基础，体现了对人的基本权利的肯定。孔子认为，"仁是人皆有之的以天赋的同情心和爱心为基础的内在的道德情感和道德理性"，"仁"的内涵十分丰富，如"孝悌"——"仁"的基础，"忠恕"——"仁"的原则，"爱人"——"仁"的精神，"仁"是最高的道德标准，要求人人做到"己欲立而立人，己欲达而达人"(《论语·雍也》)，"己所不欲，勿施于人"。"老吾老，以及人之老，幼吾幼，以及人之幼"，推己及人，使"仁"有了普世的价值。"仁"是人的精神自觉，其功用在于"一方面调和上层统治阶级内部的矛盾，另一方面又为全体社会成员提供了安身立命的准则"。表现在统治者身上就是要爱民护民、实施仁政和德治、与民同乐。家族成员之间、社会成员之间亲善和睦。道家《老子》上篇讲"道"，下篇讲"德"。"道"是天道，"德"是人德，天之道在于我则为德。德者，得天之道而行之。《老子》以天道论人道，教人如何做人、做事才能达到避害、长久。老子认为"域中有四大，而人居其一"。朱熹说："人为最灵，而备五常这性。禽兽则昏而不能备。"先哲们从不同层次肯定了人的价值，强调在天地万物之间人高于其他一切动物。

中医药文化核心价值观的"仁"，是优秀传统文化"以人为本""医者仁术"的集中体现。从《黄帝内经》始，就奠定了以人为本的医学传统，历代医学名家如华佗、孙思邈、李时珍、张仲景、扁鹊等都深刻地认识到医学的全部内容和意义都是为了人，一切论述都从人的高度出发，《黄帝内经》的《素问·宝命全形论》提出"天覆地载，万物悉备，莫贵于人，人以天地之气生，四时之法成"。《黄帝内经》认为人禀天地之精气而生，天地之间，万物之中，人的生命是最重的、最可宝贵的。“人”不仅指每一个具体的个体，而且包括整个人类群体，这一点《灵枢·师传》表述得十分清楚。黄帝:“余愿闻而藏之，则而行之，上以治民，下以治身，使百姓无病，上下和亲，德泽下流，子孙无忧，传于后世，无有终时，可得闻乎？”即我愿意听取这些宝贵经验，并把它铭记在心，以便作为准则加以奉行。这样，既可以治疗民众之疾病，又可以保养自己的身体。使百姓免受疾病之苦，所有的人都身体健康、精神愉快。并让这些宝贵经验永远造福于后代，使后世的人们不必担心疾病的困扰。你能把这些宝贵经验讲给我听吗？句句斟酌，令人暖心。“百姓无病、上下和亲、子孙无忧”明确地表达了作者对整个人类的关怀，不仅包括当世，还包括后世。后世医家继承了《黄帝内经》的这种“贵生”精神和“人命至重”的思想，南北朝萧纲在《劝医论》中说的“天地之中，唯人最灵，人之所重，莫过于命”和唐代孙思邈在《备急千金要方·序》中说的“人命至重，有贵千金，一方济之，德逾于此”等著名观点，构建起自己的理论体系。表现为医者以救死扶伤、济世活人为己任，尊重、敬畏、爱护每一位患者的生命。孔子讲“仁者爱人”。医圣张仲景把医学看作是践行忠孝仁义之道的工具，他在《伤寒论》原序中说:“怪当今居士，曾不留神医药，精究方术，上以疗君亲之疾，下以救贫贱之厄，中以保身长全。”意思是：就奇怪当今生活在社会上的那些读书人，竟然都不重视医药，不精心研究医方医术，以便对上治疗国君和父母的疾病，对下用来解救贫苦人的病灾和困苦，对自己用来保持身体长久健康以保养自己的生命。在济世救人上，良相与良医是相通的，故宋代范仲淹说:“不为良相，便为良医。”

中医“四明”文化观要求广大医务人员做到继承创新、善待患者、情暖百姓等，就是弘扬中医的医学人文精神。卡尔·雅思贝尔斯在其著作《现时代的人》中提出：“专门的知识和技术往往是价值中立的，并不能为人类整个生活世界的发展提供价值指导。”医生面对的是人类的生命，体现对人类最深切的关怀，优秀的医者不仅应该具备丰富的医学理论和技能知识，更要掌握深厚的人文知识。只有仁心，才能让医者在为人类生命服务的道路上走得更远。中医药文化核心价值观与中医“四明”文化观两者都是要构筑中医药文化的自觉自信自强。我国现有的各级各类中医医院基本上都是按照西医医院模式建立起来的，其中也包含了现代医院文化管理理论，在很大程度上促进了中医医院的快速发展。但我们也应该看到这种“照搬照抄”模式带来的弊端。首先是中医特色诊疗的流失，中医药使用率不高，中医院“治未病”和养生保健的优势不能得到充分发挥。其次是中医院人才技术逐步西医化、现代化，中医药的医学理念等在应用中逐渐淡化。再次是中医医院的市场竞争力不强，在整个医疗市场份额中中医药服务的比例不高，对国家医疗服务系统的贡献不够，人民群众认识和接受中医药的比率逐渐降低。目前，在我国中医药事业发展过程中，还存在着很多的困境和难题，但归根结底是如何构筑中医药文化的自觉自信自强问题。党的十七届六中全会提出要“培养高度的文化自觉和文化自信”，以习近平同志为核心的党中央高度重视中华优秀传统医药文化的传承发展。2010 年 6 月 20 日，习近平在澳大利亚墨尔本出席皇家墨尔本理工大学中医孔子学院授牌仪式时明确提出：中医药学凝聚着深邃的哲学智慧和中华民族几千年的健康养生理念及其实践经验，是中国古代科学的瑰宝，也是打开中华文明宝库的钥匙。深入研究和科学总结中医药学对丰富世界医学事业、推进生命科学研究具有积极意义。2012 年 4 月，国家中医药管理局印发了《中医药文化建设“十二五”规划》，强调中医药文化是中华优秀传统文化的重要组成部分，大力发展中医药文化，可以加快中医药事业的科学发展，这对于弘扬中华优秀传统文化起到积极的促进作用。党的十八大强调“树立高度的文化自觉和文化自信”的任务与目标，这凸显了中医药学在中华优秀传统文化中不可替代的重要地位，也彰显了对中医药文化的自觉。

什么是文化自觉？“文化自觉是指生活在一定文化中的人对其文化有‘自知之明’，明白它的来历、形成过程、所具有的特色和它发展的趋向，不带任何‘文化回归’的意思，不是要‘复旧’，同时也不主张‘全盘西化’或‘全盘他化’。”“同时，‘文化自觉’指的又是生活在不同文化中的人，在对自身文化有‘自知之明’的基础上，了解其他文化及其与自身文化间的关系。”费孝通先生提出的“文化自觉”这一概念，已经在我国的社会实践中得到了普遍的认可。文化自觉首先就是要对自身文化的特点与价值予以深刻认识、认同、理解，并在此基础上自我批判与反思，面对多元文化能够取其精华，去其糟粕，处理好与各种文化之间的关系，主要是依靠自己的力量进行文化的创新。从这一定义我们可以得出中医药文化自觉，主要是指我们对中医药文化的特点与价值予以深刻认识、认同、理解，对中医药文化的地位作用、发展规律和建设使命予以深刻认识和准确把握，并在此基础上自我批判与反思，面对多元文化时能够取其精华、去其糟粕，处理好与各种文化之间的关系，主要是依靠自己的力量进行文化的创新。文化自觉是文化自信自强的起点，唯有文化上真正自觉，才能做到充分自信；而唯有自觉自信，才能走向文化自强。

文化自信是一个民族、一个国家以及一个政党对自身文化价值的充分肯定和积极践行，并对自身文化的生命力持有的坚定信心。中医药文化自信，就是中国共产党、中华民族对中医药文化价值的充分肯定和积极践行，对中医药文化生命力的坚定信念。"中医药是中华文明瑰宝，是五千多年文明的结晶，在全民健康中应该更好发挥作用。"习近平同志 2016 年 2 月 3 日到江西考察江中药谷制造基地时再次强调中医药的重要作用，彰显了以习近平为核心的党中央对中医药文化生命力的坚定信念。中医药文化自觉、中医药文化自信，最终目的是要实现中医药文化自强。中医药文化自强，就是要培养有中医药文化素养的国民，突出中医药文化的特色，建设具有强大吸引力、影响力、创造力、竞争力的中医药文化，促进中医药事业全面振兴。

中医"四明"文化观与中医药文化核心价值观两者都是要构筑中医药文化的自觉自信自强。中医"四明"文化观中的明医理，目的是推动传承中医精髓、强化中医理念、树立中医品牌，积极探索在新形势下符合中医学术规律、有利于发挥中医特色优势、方便群众就医的办院模式。明真理，意在要能承担起中医院责任，弘扬中医药文化，宣传普及中医养生知识，引导人们关爱生命，关注健康。实质上是唤醒广大中医人的文化自觉，调动他们的积极性和创造性，激发他们积极向上、努力进取的精神，探索符合医院发展特点、与时俱进、具有中医药行业特征的新型中医院文化，在文化模式上有自己的创见。"仁和精诚"是中医药文化的核心与灵魂。"仁和精诚"倡导以德为先的医学伦理追求，以德行医的职业道德追求，医技求精的职业技能追求，以诚为美的学术道德风尚，等等。这些不仅是历史传承下来的宝贵精神财富，而且为广大医务工作者提供了对人生、社会和国家的深刻的自觉的价值追求，促进职工中医药文化意识的形成，发挥主观能动性，对传统的中医药发展规律进行积极探索，将中医药文化核心价值理念“仁和精诚”体现在医院精神文化、制度文化、行为文化、物质文化中，从而达到推进中医药继承和创新的目的。并为他国、其他民族提供文化经验，在普遍性文化意义上提供一种民族性、世界性兼具的价值观念，确立中医药文化在世界文化中的地位。以中医药文化的自觉、中医药文化自信，最终达到中医药文化的自强。

二、中医药文化核心价值是中医“四明”文化观形成的坚实理论基础

以“仁、和、精、诚”四个字凝练的中医药文化核心价值，主要体现为以人为本、医乃仁术、天人合一、调和致中、大医精诚等理念，为中医“四明”文化观提供了坚实的理论基础。

（一）中医“四明”文化观遵循着“医乃仁术”的行医宗旨

从中医“四明”文化观与中医药文化核心价值的内涵看，两者在本质内容上是一致的。医学是“仁者仁心仁术”，是儒家的仁义与医学本质的完美结合。“仁”，体现了中医仁者爱人、生命至上的伦理思想。战国《黄帝内经·素问·徵四失论》中说：“道之大者，拟于天地，配于四海，汝不知道之谕，受以明为晦。”意思是说：道（佛性、天理）是非常广泛的，它比拟于天地，匹配于四海，如果你不知

道“道”的真谛所在，那么你在传授医道时，就会把本来很清晰明白的道理讲得糊里糊涂。故此医必知“道”。医道天德，元代王好古在《此事难知·序》中说：“盖医之为道，所以续斯人之命，而与天地生生之德不可一朝泯也。”意思是说：医生的天职，是帮助延续人们的生命健康的。这种道所体现出来的德和天地长养万物的大公无私之德相一致，它是佛性随缘而生利他妙用的生生之德。作为医生，一刻也不应缺少这种德。自古以来都要求医者应以救死扶伤、济世活人为己任，对医者提出的要求是：具有宽广的胸怀，尊重、敬畏、爱护每一位患者的生命；对患者一视同仁，不分贵贱，不论恩仇，对每一位患者应尽心尽力予以救治。

医生是一种光明神圣的事业，并非读书未成、生活未有着落而解决就业择业问题的一种路径。它需要天资聪颖，且刻苦学习，通达贯穿天地人间的大道之理，认真钻研古今之书而后才可谈得上行医。历代医家皆以“医乃仁术”为行医宗旨，为医德的基本原则，他们都以“仁”作为道德规范和行医准则来约束自身。《黄帝内经》：“天覆地载，万物悉备，莫贵于人。”自然界天覆盖于上，地承载于下，而万物俱备，没有哪一物比人更宝贵。唐代名医孙思邈《备急千金要方·大医精诚》强调，医生必须“凡大医治病，必当安神定志，无欲无求，先发大慈恻隐之心，誓愿普救含灵之苦”。凡是得大道的医生治病，一定要安定神志，没有私欲和贪求，首先具有慈悲怜悯的心肠，发誓愿普救百姓的疾苦。“省病诊疾，至意深心，详察形候，纤毫勿失，处判针药，无得参差”。看顾患者，诊断疾患，用最大心思，寄予很深的关心，仔细考证表征迹象，一丝一毫不能有过失，开药下针不能有偏差。

中医“四明”文化观遵循“医乃仁术”的行医宗旨，并把这一宗旨作为理论提出。“明学理”，要求医院所有的员工都要懂得做人的道理，都要尽力做有中医情怀的人，教书育人，明辨操守。“明情理”，告诫广大医护人员为患者诊断疾患，要用最大的心思，寄予深深的关心，详细考察表征迹象，不能有一丝一毫过失，开药下针，不能有任何偏差。一个明情理的医生，能明辨是非，以真情与患者相处，真正做到“想患者所想、急患者所急”，和谐医患关系，情暖百姓。“明真理”，做到弘扬中医，惠及民生，明辨真伪。中医“四明”文化观遵循“医乃仁术”的行医宗旨，并把这一宗旨作为基本原则，坚持以人为本，并将中医药文化中的“医乃仁术”思想、结合辽宁中医药大学附属医院在长期发展中形成的历史文化积淀和践行社会主义核心价值观有机结合，塑造出体现中医院特色的积极进取的医院文化理念。

（二）中医“四明”文化观遵循着以人为本、厚德至善的基本原则

自古以来，中国的大医们都以救死扶伤、悬壶济世为己任。唐孙思邈在《千金方》中指出：“人命至重，有贵千金，一方济之，德逾于此。”意思是说人命是很重要的，比千金还要贵重，尽力去救治，功德超千金。明代医学家徐春甫在《古今医统》中说：“医本活人，学之不精，反为夭折。”说明医生在行医的过程中，首先要有仁爱之心，表现为对患者的同情和关爱，还要有医术之仁，用医疗技术为患者诊断和治疗。孙思邈《备急千金要方·大医精诚》中说：“若有疾厄来求救者，不得问其贵贱贫富，长幼妍蚩，怨亲善友，华夷愚智，普同一等，皆如至亲之想。”“学者必须博极医源，精勤不倦，不得道

听途说，而言医道已了，深自误哉。”意思是如果有因疾病来求救治的人，不能考虑他们的社会地位高低，家境贫富，年龄长幼，相貌美丑，关系亲疏，是冤家还是善友，是汉族还是少数民族，愚者智者，都应一视同仁，都应像对最亲密的人一样对待。所以学医的人，必须广泛深入地学习医学的本原，专心勤奋，毫不懈怠，不能道听途说，就说医学已经全部掌握，严重贻误自己啊！这段话深刻体现了中医的厚德至善。为医者必须尽量保持自己内心的平和状态，不为利益得失所惑导致心理失衡。在处理医患之间、医与医之间的关系时，对同道谦和谨慎尊重，在工作中应对患者仁爱有加，对患者或患者的家属态度要宽容。

晋代名医杨泉在《论医》中说：“凡医者，非仁爱之士不可托也，非聪明理达不可任也，非廉洁淳良不可信也。”大意是：医生，就要有仁爱之心，要聪明，要廉洁淳朴忠良。唐孙思邈曾在其名著《大医精诚》篇中论述了医生与同行之间的关系：“夫为医之法，不得多语调笑，谈谑喧哗，道说是非，议论人物。炫耀声名，訾毁诸医，自矜己德。偶然治提一病，则昂头戴面血，而有自许之貌，谓天下无双，此医人之膏肓也。”他认为医生高谈阔论，自我吹嘘，诽谤诸医，打击别人，抬高自己，骄横傲慢，趾高气扬，偶然治好一个病，便狂妄地把自己封为天下无双的高手，这种处世做人的态度，其本身就等于患上了可能导致生命危险的膏肓之疾。明代名医陈实功所著的《外科正宗·医家五戒十要》，围绕医生的专业实习、思想修养、举止言行、服务态度以及医患之间的关系，均提出了具体详尽的医德规范。《外科正宗·医家五戒十要》被美国 1978 年出版的《生命伦理学百科全书》列为世界古典医德文献之一。《外科正宗·医家五戒十要》中倡议:“凡乡井同道之士……年尊者恭敬之，有学者师事之，骄傲者逊让之，不及者荐拔之。”凡是乡中志同道合的人，不可以产生轻侮傲慢之心，一定要谦虚和谨慎，年纪大的人亲恭尊敬他，有学问的人以师礼相待他，骄傲自大的人谦让他，学问不及自己的人推荐提拔他。他的同行范风翼在《外科正宗》序中写道:“我的同行陈实功君从来胸怀坦荡，仁爱不矜，表现了同业之间互相敬重、虚心好学的品德。”在古代医学典籍中，以上类似的论述比比皆是，充分反映了中医学传统医德中仁爱救人、勤学不倦、诚信敬业、言行诚谨的优秀内容。

医者需自强不息、进取不止、孜孜不倦地精研医道，追求精湛的医术。“诚”，是中医人格修养的最高境界。对医者的要求是心怀至诚于内，言行诚谨，表现在为人处世、治学诊疗、著述科研等诚笃端方，要心怀至诚，戒诳语妄言与弄虚作假。中医“四明”文化观遵循着以人为本、厚德至善的基本原则，在实际工作中既爱护、关心员工，又要求全体员工弘扬中医药文化核心价值观的核心内容，做到德技双馨，救死扶伤，明辨笃行。以患者为中心，用真情与患者相处，建立和谐医患关系，做到情暖百姓。中医“四明”文化观以提升中医药人员文化素养为着眼点，让中医药文化发展成果惠及百姓，中医“四明”文化观倡导“以人为本”的服务理念，即“患者至上，以患者为中心”，为患者提供更多的人文关怀，更温馨、更便捷的医疗服务，更有效的治疗效果和合理的治疗价格，以满足人民群众需求作为医院全部工作的出发点和落脚点。

中医药文化的核心价值观弘扬“医乃仁术”的行医宗旨，厚德至善的高尚道德，关注的中心是提高为医者的素质和境界，核心理念是

“以人为本”。中医“四明”文化观进一步诠释了中医药文化核心价值观的内涵，是践行中医药文化核心价值观的过程中所取得的重要创新成果。

中医“四明”文化观
与社会主义核心价值观

一、社会主义核心价值观是中医“四明”文化观的灵魂

社会主义核心价值观丰富的内涵是中医“四明”文化观的灵魂。建设和发展中国特色社会主义，需要有一个能够被全社会共同接受和认同的核心价值观来引领。核心价值观是一个民族赖以维系的精神纽带，是一个国家共同的思想道德基础。如果没有共同的核心价值观，一个民族、一个国家就会魂无定所、行无依归。历史和现实无不表明，核心价值观是一个国家的重要稳定器，构建具有强大感召力的核心价值观，关系社会和谐稳定，关系国家长治久安。在社会主义核心价值体系基础上，党的十八大提出了社会主义核心价值观：富强、民主、文明、和谐，自由、平等、公正、法治，爱国、敬业、诚信、友善。这 24 字社会主义核心价值观是社会主义核心价值体系的高度凝练和集中表达，是社会主义核心价值体系的灵魂。它用更形象、更直观的形式来展现社会主义核心价值体系的基本精神，体现着社会主义核心价值体系的根本性质和基本特征，反映着社会主义核心价值体系的丰富内涵和实践要求。

社会主义核心价值体系的基本内容包括马克思主义指导思想、中国特色社会主义共同理想、以爱国主义为核心的民族精神和以改革创新为核心的时代精神、社会主义荣辱观。2014 年 5 月 4 日，习近平在北京大学师生座谈会上发表重要讲话时指出：“经过反复征求意见，

综合各方面认识，我们提出要倡导富强、民主、文明、和谐，倡导自由、平等、公正、法治，倡导爱国、敬业、诚信、友善，积极培育和践行社会主义核心价值观。富强、民主、文明、和谐是国家层面的价值要求，自由、平等、公正、法治是社会层面的价值要求，爱国、敬业、诚信、友善是公民层面的价值要求。”习近平同志的讲话清晰勾画出社会主义核心价值观的三个层面：第一层面是国家的价值目标——富强、民主、文明、和谐；第二层面是社会的价值目标——自由、平等、公正、法治；第三层面是个人层面的价值目标——爱国、敬业、诚信、友善，是每位公民应遵守的行为准则和道德规范。国家的价值目标——富强、民主、文明、和谐。富强体现了中国特色社会主义在经济领域的价值目标。富强即民富国强。邓小平曾指出：“当然我们不要资本主义，但是我们也不要贫穷的社会主义，我们要发达的、生产力发展的、使国家富强的社会主义。”社会主义社会应该是富强的社会。人民富裕，是要“实现共同富裕”。邓小平强调：“社会主义的本质，是解放生产力，发展生产力，消灭剥削，消除两极分化，最终达到共同富裕。”国家强盛体现在：坚持公有制为主体，多种所有制经济共同发展，生产力充分发展，社会财富增多，综合国力提升。民主是中国共产党矢志不渝的价值目标和价值追求，体现了中国特色社会主义在政治领域的价值目标，是中国共产党带领中国人民实现中华民族伟大复兴中国梦的政治保证。

社会主义民主政治的本质是人民当家做主，一切权力属于人民。发展社会主义民主政治，建设社会主义政治文明，是全面建成小康社会的重要目标，是建设中国特色社会主义“五位一体”总体布局的重要组成部分，是中国共产党带领中国人民实现中华民族伟大复兴中国梦的政治保证。要坚持党的领导、人民当家做主、依法治国有机统一。党的领导是人民当家做主和依法治国的根本保证，人民当家做主是社会主义民主政治的本质特征，依法治国是党领导人民治理国家的基本方式，三者统一于我国社会主义民主政治伟大实践。增强党和国家的活力、调动人民积极性，扩大社会主义民主，发展社会主义政治文明。

文明是中国特色社会主义在文化领域的价值目标。中国共产党是一个具有高度文化自觉和文化自信的马克思主义政党，代表了中国先进文化的前进方向，在领导中国革命、建设、改革各个历史时期，高度重视文化建设，不断探索文化发展规律，在实践中走出了一条中国特色的文化发展道路，不仅丰富和发展了马克思主义文化理论，也创造了具有中国特色的社会主义新文化。党的十八大以来，习近平强调文化建设对于实现中国梦的重要作用。党的十九大明确提出发展中国特色社会主义文化，就是以马克思主义为指导，坚守中华文化立场，立足当代中国现实，结合当今时代条件，发展面向现代化、面向世界、面向未来的，民族的、科学的、大众的社会主义文化，推动社会主义精神文明和物质文明协调发展。

和谐是中国特色社会主义在社会领域的价值目标。社会建设是建设中国特色社会主义“五位一体”总布局的重要组成部分，社会和谐是中国特色社会主义的本质属性，是国家富强、民族振兴、人民幸福的重要保证。建设社会主义和谐社会是中国共产党将马克思主义与中华优秀传统文化相结合，经过长期社会实践经验总结出的产物。社会主义和谐社会应包括人与人之间的和谐、人与社会之间的和谐、人与自然之间的和谐。人与人之间的和谐包括人际关系的和谐和家庭的和谐，体现了“以和为贵”“家和万事兴”，如：孔子提出“礼之用，和为贵”，墨子主张“兼相爱”等传统优秀思想。对人与社会之间的和谐，党的十九大提出的目标是：完善公共服务体系，保障群众基本生活，不断满足人民日益增长的美好生活需要，不断促进社会公平正义，形成有效的社会治理、良好的社会秩序，使人民获得感、幸福感、安全感，更加充实、更有保障、更可持续。对人与自然之间的和谐，党的十九大强调人与自然是生命共同体，人类必须尊重自然、顺应自然、保护自然。必须坚持节约优先、保护优先、自然恢复为主的方针，形成节约资源和保护环境的空间格局、产业结构、生产方式、生活方式，还自然以宁静、和谐、美丽。只有处理好发展生产与保护生态环境之间的关系，才能实现人类和谐发展。

社会的价值目标——自由、平等、公正、法治。人的自由全面发展是马克思主义理论的出发点和落脚点。从实践的角度看，马克思主义的自由观是以实践为基础的，在其理论中自由是对自然的认识和对世界的改造。离开实践就根本不存在自由的问题，正如恩格斯曾指出：“自由不在于在幻想中摆脱自然规律而独立，而在于认识这些规律，从而能够有计划地使用自然规律为一定目的服务。”

自由是人类追求的最高境界。在当代中国，自由主要包括经济自由、政治自由等。经济自由就是坚持社会主义制度与市场经济的结合，要使市场在资源配置中起决定性作用和更好发挥政府作用。党的十八届三中全会进一步指出，公有制为主体、多种所有制经济共同发展的基本经济制度是中国特色社会主义制度的重要支柱，也是社会主义市场经济体制的根基。公有制经济和非公有制经济都是社会主义市场经济的重要组成部分，都是我国经济社会发展的重要基础。政治自由，就是政府保障公民能够按照自己的意志参与国家事务管理的权利。

平等是人类发展的重要目标，是历史的产物。在当代中国，平等主要体现在经济领域、政治领域等。在经济领域，是中国共产党代表广大人民群众的利益，在社会主义市场经济条件下，确保以平等的方式消除贫富差距，使社会成员拥有平等的机会。政治领域，法律保障公民平等地享有权利和履行义务，依靠法治妥善处理人民内部、社会等诸多矛盾，调节人与人之间关系，促进人与人、人与社会、人与自然之间的和谐，实现经济发展成果惠及全体人民。公正，即公平和正义。

公平正义是协调社会各个阶层相互关系的基本准则，也是社会具有凝聚力、向心力和感召力的重要源泉。“必须始终把人民利益摆在至高无上的地位，让改革发展成果更多更公平惠及全体人民，朝着实现全体人民共同富裕不断迈进。”“扩大人民有序政治参与，保证人民依法实行民主选举、民主协商、民主决策、民主管理、民主监督。”“不断促进社会公平正义，形成有效的社会治理、良好的社会秩序，使人民获得感、幸福感、安全感更加充实、更有保障、更可持续。”党的十九大报告诠释了当代中国公正的丰富内涵。政府要加大对社会公正的重视，要切实维护公正原则，不断完善教育、就业、医疗、住房等社会保障制度，确保权力在阳光下公开公正运行，解决社会不公现象。法治。依法治国是党领导人民治理国家的基本方略。我国的宪法和法律是党的主张和人民意志相统一的体现。人民在党的领导下，依照宪法和法律治理国家，管理社会事务和经济文化事业，保障自己当家做主的各项民主权利，这是依法治国的实质。依法治国不仅是一种治国方式，更是一种信仰。十八届四中全会把宪法法律纳入国民教育体系中，规定:“推动全社会树立法治意识，深入开展法治宣传教育，把法制教育纳入国民教育体系和精神文明建设内容。”十九大强调：“加大全民普法力度，建设社会主义法治文化，树立宪法法律至上、法律面前人人平等的法治理念。各级党组织和全体党员要带头尊法学法守法用法，任何组织和个人都不得有超越宪法法律的特权，绝不允许以言代法、以权压法、逐利违法、徇私枉法。”任何组织和每位公民都要尊重宪法，维护法律权威，树立法治理念、培养法治思维，让法治得到人民真心的拥护和真诚的信仰，并要外化为具体的行为方式。

公民层面的价值目标——爱国、敬业、诚信、友善。对公民思想品德、职业道德、家庭美德等方面提出的基本的道德要求，促进公民的道德提升，为实现中华民族伟大复兴的中国梦凝聚人心与共识、形成万众一心的合力。爱国就是对自己祖国的热爱，把祖国的利益置于首位，树立民族自尊心与自信心，将深厚爱国情感转化为报国的自觉行动。2014 年 10 月 15 日，习近平在文艺工作座谈会上指出，在社会主义核心价值观中，最深层、最根本、最永恒的是爱国主义。爱国是中华民族最稳定的文化基因，爱国主义是中华民族精神的核心，是中华民族的优良传统，具有鲜明的民族特色与时代特色。爱国主义内涵丰富，对公民的爱国主义教育，即爱国主义传统教育、民族精神与时代精神教育，优秀传统文化教育、国情教育，增强公民的国家责任意识、优秀传统文化意识等。

爱国在新时代具有更为丰富的内涵。它是凝聚 56 个民族大团结的精神纽带，是实现中华民族伟大复兴中国梦的强大精神动力，必将增强每位公民的国家、民族文化等责任感、自豪感、荣誉感，增强他们对中国特色社会主义制度、中国特色社会主义理论、中国特色社会主义道路、中国特色社会主义文化的自信。敬业是社会主义核心价值观对公民道德提出的一个基本要求。敬业就是要求每位公民必须热爱自己从事的职业，严格地遵守职业道德，认真钻研技能，敢于负责，乐于奉献，脚踏实地，有实干精神，有钉子精神与奉献精神，做好本职工作。所谓钉子精神就是要勇于克服困难，识大体、顾大局，为自己所从事的事业奠定坚实的知识与技能基础，认真履行自己的职责。敬业对广大医院管理者、医护人员而言是以端正的态度正确对待自己的职业，正确处理职业实践中与服务对象、工作对象、同事、社会职业的关系，积极主动地加强业务知识与技能的学习，精研医道，追求精湛的医术，做好本职工作。医务工作是与人民群众生命、身心健康息息相关的工作，是事关人民群众的身心健康、经济与社会发展进步的责任重大的工作。

医务工作者是医院的主体，社会需要医务工作者具有高尚的敬业精神，有着高度的责任心，更要认真自觉履行本职工作。对每位公民来说要热爱、尊重自己的职业，做好自己的本职工作，才能使个人价值得以实现、社会不断进步、国家更好发展。诚信即诚实守信，即对人对己真诚，做事信守约定、践行承诺。诚信是中华民族千百年传承下来的优良品质，是公民道德的基石，是与人交往的道德底线和基本原则，也是社会正常运行的基本条件。古人讲人无信不立，说的是每个人诚信的重要性，它是为人之本、做事之基。古代“曾子杀猪教子”的诚信故事家喻户晓，令人深省。诚信在现代社会中是一种良好的品行，只有讲诚信，人与人之间才能互相尊重、信任，诚信是一种责任，诚信肩负对他人与社会的道义责任，值得他人与社会的托付，政府、社会、个人都要讲诚信，只有政府、社会、公民都讲诚信，社会才能和谐。诚信可规范社会秩序，可塑造良好的国际形象。

积极培育以诚信为道德基础的个人价值准则，是推进社会主义核心价值观落实的基本条件。诚信对广大医院管理者及医护人员而言，是对患者、对同行要心怀至诚，只有这样才能情暖百姓、和谐医患。友善即友爱、和善，阐释了“视人皆为友，我必善待之”，它是处理人际关系的基本准则，也是个人优秀品德的体现。孟子曾指出：“爱人者，人恒爱之；敬人者，人恒敬之。”指爱别人的人，别人也永远爱他；尊敬别人的人，别人也永远尊敬他。社会主义核心价值观中的友善对象内容应有仁爱之心，待人平等，待人如己，待人宽容，助人为乐，互相尊重。践行社会主义核心价值观的友善观对广大医院管理者及医护人员而言，应做到与患者、同行要互相尊重，要有仁爱之心、待人平等、待人宽容、助人为乐。

富强、民主、文明、和谐，自由、平等、公正、法治，爱国、敬业、诚信、友善的 24 字表达，把涉及国家、公民、社会三个层面的价值要求融为一体。既体现了社会主义本质要求，继承了中华优秀传统文化，也吸收了世界文明有益成果，体现了时代精神，回答了我们要建设什么样的国家、建设什么样的社会、培育什么样的公民的重大问题。是当代中国精神的集中体现，凝结着全体人民共同的价值追求，实现了政治理想、社会导向、行为准则的统一。社会主义核心价值观使国家管理者、普通公民等社会不同阶层、不同年龄的人，有了共同的价值观遵循，对公民的信仰、行为提出了科学的指导。构筑起一座具有中国特色的、完整的社会主义道德体系大厦，为将我国建设成社会主义文化强国提供了有力的理论支撑。2014 年 5 月 30 日，习近平在北京市海淀区民族小学主持召开座谈会时强调：“我们倡导的富强、民主、文明、和谐，自由、平等、公正、法治，爱国、敬业、诚信、友善的社会主义核心价值观，体现了古圣先贤的思想，体现了仁人志士的夙愿，体现了革命先烈的理想，也寄托着各族人民对美好生活的向往。”“核心价值观是一个民族赖以维系的精神纽带，是一个国家共同的思想道德基础。如果没有共同的核心价值观，一个民族、一个国家就会魂无定所、行无依归。为什么中华民族能够在几千年的历史长河中生生不息、薪火相传、顽强发展呢？很重要的一个原因就是中华民族有一脉相承的精神追求、精神特质、精神脉络。”社会主义核心价值观反映了中华民族千百年来的美好夙愿，它既坚守了国家社会的目标，又体现了人的主体性，它既有深厚的中华优秀传统文化的底蕴，又有鲜明的时代特征，符合历史，顺应当今社会发展要求，符合民意，赢得民心。它既是理论研究的依据，又是行动的指南。正如十九大报告强调的“社会主义核心价值观是当代中国精神的集中体现，凝结着全体人民共同的价值追求”。它定能发挥出鼓舞人心的感召力、强大的凝聚力和持久的引导力。综上所述，社会主义核心价值观丰富的内涵是中医“四明”文化观的灵魂，中医“四明”文化观是社会主义核心价值观的具体体现，与社会主义核心价值观有着必然的内在联系。

二、社会主义核心价值观的基本原则是中医“四明”文化观的根本指针

社会主义核心价值观的基本原则是中医“四明”文化观的根本指

针。社会主义核心价值观的本质是坚持以人为本，尊重人民群众的主体地位。坚持以人为本，符合马克思辩证唯物主义基本原理。马克思唯物史观始终把人看成社会历史的出发点和落脚点，认为人是社会历史发展的主体。马克思认为作为历史主体的人是现实的人、是处于一定社会关系中的劳动的人。“历史上的活动和思想就是‘群众’的思想和活动。”只有人民群众才是历史的主人，“群众给历史规定了它的‘任务’和它的‘活动’”。马克思认为群众是社会历史的主体，精神和历史的活动都是从属于群众的。人类所需要的物质生活资料都是广大人民群众通过自己的辛勤劳动创造出来的，人民群众的生产活动是整个社会发展的最终动力。马克思还强调人民是价值主体，是指人民是价值的创造者，同时也是自己所创造的价值的享有者，也就是说，人民群众不仅是社会实践主体，也是利益价值主体。为人民群众谋利益是中国共产党始终不渝的追求。从社会主义核心价值观的丰富内容看，是面向全体领导干部、广大人民群众，适用于社会各阶层人民的。社会主义核心价值观蕴含着人们对世界、人生、社会等一系列重大问题的价值共识，广泛深刻影响着每位公民的思想观念、思维方式、行为规范，是人们思想上精神上的灵魂旗帜。培育和践行社会主义核心价值观，其主体归根到底是人。人民是历史的创造者，是实现中国梦的主要力量。

社会主义核心价值观坚持以理想信念为核心。坚持以理想信念为社会主义核心价值观的核心，这是重中之重。“信念、信仰、理想，是三种最典型、最重要、也是最普遍的价值观念基本形式。”一般意义上讲，理想作为人们世界观、人生观和价值观在奋斗目标上的集中体现，是在实践中形成的、有可能实现的、对未来社会和自身发展的向往与追求，是人类不断进步的强大动力。一个人可以有很多信念。信仰是信念的最高层次，是人的社会存在和价值实践的思想反映，反过来驱动和引导着人的价值实现。社会主义核心价值观的宣讲、培育与践行坚持以理想信念为核心，必须要将社会主义核心价值观宣讲、培育与践行细化、落实到具体实处，教育引导每位公民自觉树立好个人的生活理想、职业理想、道德理想，并能把这些理想融入中国共产党领导下，在中国特色社会主义道路进程中，实现全面建成小康社会，建成富强、民主、文明、和谐、美丽的社会主义现代化国家的奋斗目标，实现中华民族伟大复兴的中国梦的共同理想中。把个人梦想和伟大的中国梦有机结合，脚踏实地做好本职工作，不断开拓进取，为实现“富强、民主、文明、和谐”的社会主义国家，为建设“自由、平等、公正、法治”的社会主义社会，做出自己应尽的努力。

“社会主义核心价值观，把涉及国家、社会、公民的价值要求融为一体，既体现了社会主义本质要求，继承了中华优秀传统文化，也吸收了世界文明有益成果，体现了时代精神。”中医“四明”文化观紧密围绕社会主义核心价值观，是中医药工作者在践行社会主义核心价值观的过程中，结合自身行业的特点与职业的理想与追求，在长期实践的基础上总结凝练出来。既是践行社会主核心价值观的重要成果，又是对中医药文化的传承创新，是以社会主义核心价值观为根本指导方针，坚持社会主义核心价值观的基本原则。

三、中医“四明”文化观是在中医医院践行社会主义核心价值观的实践基础上产生的

社会主义核心价值观引导着整个中国社会的价值取向。正如习近平所说：“核心价值观，其实就是一种德，既是个人的德，也是一种大德，就是国家的德、社会的德。国无德不兴，人无德不立。如果一个民族、一个国家没有共同的核心价值观，莫衷一是，行无依归，那这个民族、这个国家就无法前进。这样的情形，在我国历史上，在当今世界上，都屡见不鲜。”培育和践行中国特色社会主义核心价值观，事关中国特色社会主义事业能否健康发展，事关全面建成小康社会能否成功，对青年成长、社会和谐稳定、中华民族伟大复兴都具有重要理论意义和实践意义。培育和践行社会主义核心价值观是一项基础工程、灵魂工程，是全党全社会的共同责任。早在 2013 年 12 月，中共中央办公厅印发了《关于培育社会主义核心价值观的意见》，对培育社会主义核心价值观所涉及的各部门、各单位、各社会团体以及个人提出明确的要求，要求各地区各部门要结合实际情况认真贯彻落实。以上可以看出国家对培育国民社会主义核心价值观的高度重视。

如何在中医医院管理与文化建设实践中践行社会主义核心价值观，传承和弘扬中医药文化核心价值，是广大中医医院管理者面临的急需解决的课题。中医“四明”文化观，某种意义上讲是体现在医务工作者身上共同应该具有的一种价值观，而这种价值观也与社会主义核心价值观所要求相一致。也可以说，中医“四明”文化观是社会主义核心价值观的具体践行，是对与中医药文化传承弘扬、创新发展的

实际紧密相结合的有益探索。

（一）面临着文化多元化与文化多样性的挑战

20 世纪 90 年代以来，随着冷战的结束，新科技革命的大力推进，特别是信息技术取得突破并广泛运用，经济全球化得以迅猛发展。当今世界各国相互联系、相互依存的程度空前加深，人类生活在同一个地球村里，越来越成为你中有我、我中有你的命运共同体。各种文化相互渗透、相互融合，呈现多元发展态势。一般说，文化多元化就是指一个国家或一个民族在社会发展的过程中，在继承本民族的优秀文化基础上，兼收并蓄其他国家或民族的优秀文化，从而形成以本国或民族文化为主，外来文化为辅的百花齐放、百家争鸣的和谐社会氛围。正如费孝通先生所言：“各美其美，美人之美，美美与共，天下大同。”也可以用《论语·子路》所载孔子的一句名言“和而不同”。2005 年 10 月在第 33 届联合国教科文组织大会上通过的《保护和促进文化表现形式多样性公约》中提出“文化多样性”是各群体和社会借以表现其文化的多种不同形式。这些表现形式在他们内部及其间传承。文化多样性不仅体现在人类文化遗产通过丰富多彩的文化表现形式来表达、弘扬和传承的多种方式，也体现在借助各种方式和技术进行的艺术创造、生产、传播、销售和消费的多种方式。

文化多样性是人类社会的基本特征，也是人类文明进步的重要动力。经济全球化、社会信息化的步伐加快，客观上为国际敌对势力、西方文化对我国的文化渗透提供了便利条件。中西之间正常的文化相互交流和相互影响对于中国特色社会主义文化发展有一定的积极作用，有利于促进我国国民文化素养能力的提升，这一点是毋庸置疑的。但是，应看到信息媒体技术的日益创新，互联网以前所未有的速度向前发展，披着“民主、自由、平等”等外衣的西方文化观、价值观等，通过网络、电影、电视等方式，极大地冲击了我国主流意识形态，对某些人，特别是年轻人极具吸引力，对他们的价值判断、理想信念等产生消极影响。

文化多元化与文化多样性，主要是指西方的文化对我国主流文化的冲击，其实质是对主流价值观的冲击。有学者指出:“所谓文化，说到底就是指一个社会中的价值观，是人们对于理想、信念、取向、态度所普遍持有的见解。中西文化的不同，古今文化的不同，一切文化的不同，最根本的是价值观的不同。文化的社会作用，最主要的是价值观的作用。”从这个意义上说，文化多元化与文化多样性实际上是价值观的多元化。正如英国学者汤林森所说的:“全球化的效果势将削弱‘所有’民族国家的文化向心力。”在文化多元化与文化多样性的背景下，如何以社会主义核心价值观凝聚社会力量，践行社会主义核心价值观，弘扬中华民族优秀传统文化，特别是弘扬中医药文化核心价值，发展中国特色社会主义先进文化是亟待解决的课题。

中医“四明”文化观根植于中华优秀传统文化之中，在传承的基础上，有所创新地与时代精神有机地融合在一起，将理想、信念与价值取向以文化的形态，阐述了医务工作者所应具有的情怀、追求与人生价值，使之成为医务工作者的思想导航、奋斗目标与品质情操，就能够抵制任何诱惑和不良思潮的侵蚀，成为立志为人类健康和生命科学而奉献一生的医务工作者。

（二）面临着多元化社会意识思潮的冲击

思潮，《辞海》中的定义是：“思潮，①某一历史时期内反映一定阶级或阶层的利益和要求的思想倾向。如文艺思潮。②涌现出来的思想感情。如思潮起伏。”一种思想观点和思想倾向能否成为一种潮流，既与思想有关，同时也与当时社会历史条件有很大的关系，梁启超先生曾有一段十分经典的论述，他说：“凡‘思’非皆能成‘潮’；能成‘潮’者，则其‘思’必有相当价值，而又适合于其时代之要求也。凡‘时代’非有‘思潮’；有‘思潮’之时代，必文化昂进之时代也。”有学者认为社会思潮是指“在特定的社会历史条件下，以某种理论为指导，以群体的社会心理为基础，以特定的社会议题为焦点，集中反映一定的阶级、阶层或集团的群体利益或诉求并具有广泛影响的社会意识的运动形态”。我们根据马克思主义经典作家有关的基本思想，根据人们对社会思潮的已有解释，可将社会思潮定义为：社会思潮是在一定社会历史环境中，以人们的社会心理为基础，以某种理论学说为主导或依据，以动态形式反映某一团体、阶级、阶层或不同社会群体的理想、愿望、利益、要求，并在社会范围中具有相当影响力的思想意识。从其定义中可看出社会思潮具有鲜明的时代性、阶级性、政治性、群体性等特征。

社会思潮是社会发展状况的晴雨表。我国实行改革开放以来，国力不断增强，国际地位日益提升，人民的民族自信心大大增强。振奋民族精神，弘扬民族文化，增强民族凝聚力，成为国人的共识和普遍心声。随着我国改革开放不断深入，西方的价值观和文化思潮也随之大量涌入我国，西方国家的“分化”“西化”战略的文化渗透，逐渐开始影响国人的价值判断和价值选择。新自由主义、民主社会主义、新左派、折中马克思主义、传统马克思主义、消费主义、拜金主义、个人主义等思潮在我国愈演愈烈，挤压和蚕食着社会主义价值观的生存空间。社会结构深刻变动，利益格局深刻调整，思想观念深刻变化，社会转型时期各种矛盾显现。劳动就业、社会保障、收入分配、教育卫生、居民住房等关系群众切身利益的矛盾没有完全得到解决，民众强烈呼唤社会公平正义，社会思想活跃，社会思潮多元化，各种思想文化互相交融激荡。社会上确有少部分公民对集体主义、爱国主义教育有抵触情绪，对中国革命传统和民族文化一味否定，推崇西方的生活方式和价值观念，理想淡薄、道德滑坡。从社会管理角度看，急需培育与践行社会主义核心价值观为社会治理创新提供强有力的支持。

（三）面临着医疗机构市场改革深化与医院经营模式多种形式的挑战

党的十八届三中全会明确提出，要使市场在资源配置中起决定性作用和更好发挥政府作用。与此同时，医药卫生体制改革的不断深化，医疗机构市场化进程的加快，公立医院包括中医医院在内的医疗机构都要融入社会主义市场经济中。有市场就要有竞争，在市场竞争中，医院不仅仅依靠医疗技术、设备、设施等硬件条件，更要依靠高素质人才队伍、管理者有效的管理、医院文化建设等软实力的提高。中医医院更应注重“以人为本”“ 以患者为中心”，提高医疗服务水平，加强医疗队伍的建设，从弘扬创新中医药文化入手，全面提高医务人员的素质，以应对来自各方面的挑战。

随着社会主义市场经济的不断深入发展，医疗机构市场改革深化进程的加快，医疗卫生行业都面临着前所未有的市场经济的冲击。医患关系被市场趋利行为人为地物化、异化，有些医生在诊治过程中对患者的痛苦、对生命的关爱很淡漠。现代医学的各种先进精密的检测仪器与设备、高超的技术治疗为人类治疗疾病、维护健康发挥着积极作用，试管婴儿、器官移植等给人类带来福音、奇迹同时，也带来了前所未有的困境与挑战。具体表现是：医疗费用暴涨；患者对医疗服务不甚满意，基本医疗需求未得到充分的满足等。此外，由于医护工作人员长期处于高压的工作及社会环境中，难免会产生负面情绪并带入到工作中，影响工作顺利开展。种种现象表明，医疗卫生某种程度上偏离了以“仁、和、精、诚”为核心的中医药文化发展轨道，与中医药文化中的“以人为本”“大医精诚”的人文精神相悖。从患者角度看，患者到医院看病的现实状况是：患者要经历各种检查，有些医生只看患者各种检查单，仅关注患者的病因、病状、体征与医生自身的利益，医患面对面的沟通交流很少，医疗费用却很高。由于患者自身对健康期盼、要求较高，但确有一些疾病的诊断、治疗受到目前医疗技术水平的限制，患者在支付巨额医疗费用后，最终获得的治疗结果可能与患者期望有偏差。另外，在诊断、治疗中存在诸多不可预知的因素，都会导致患者及其家属与医生、医院之间的矛盾，从而使医患关系紧张、医患纠纷增多，医患冲突时有发生。

总之，我国正处于改革发展的关键时期，各种思想文化相互激荡，人们思想活动的独立性、选择性、多变性、差异性增强，人们的价值取向呈现多样化的趋势。今天面对迅猛发展的医学技术、市场经济的冲击，我们无时不在反思自身：医学的目的究竟是什么？“医乃仁术”的思想过时了吗？如何坚持把社会主义核心价值观融入医学教育和医院文化建设全过程？如何破解践行社会主义核心价值观困境？应该使社会主义核心价值观不断得到广大医务人员的理解与认同，进而成为认识上的共识和行动上的指南，提升医护人员的整体素质和医院的文化建设水平。社会主义核心价值观教育是要唤起医护人员情感的共鸣和价值的认同，从而在日常生活行为中切实践行，将社会主义核心价值观内化于心、外化于行，成为日常行为准则。我们通过长期传承中医药文化的实践中，在践行社会主义核心价值观的基础上，提炼出中医“四明”文化观。

四、中医“四明”文化观在践行社会主义核心价值观过程中的现实意义

习近平指出：“我们要在全社会大力弘扬和践行社会主义核心价值观，使之像空气一样无处不在、无时不有，成为全体人民的共同价值追求，成为我们生而为中国人的独特精神支柱，成为百姓日用而不觉的行为准则。要号召全社会行动起来，通过教育引导、舆论宣传、文化熏陶、实践养成、制度保障等，使社会主义核心价值观内化为人们的精神追求、外化为人们的自觉行动。”2018 年 5 月 8 日中共中央印发了《社会主义核心价值观融入法治建设立法修法规划》并发出通知，要求各地区各部门结合实际认真贯彻落实。实践证明，将社会主义核心价值观融入医学教育和医院文化建设全过程的有效平台——中医“四明”文化观有着积极的推动作用。社会主义核心价值观是中医“四明”文化观的灵魂，中医“四明”文化观遵循着社会主义核心

价值观内在要求与基本原则，以中医“四明”文化观推进中医院的管理与文化建设实践中，医务人员在践行社会主义核心价值观过程中有着重要的现实意义。

（一）增强了中医药医务人员践行社会主义核心价值观的主动性与自觉性

医院文化主要包括制度文化、物质文化、精神文化等几种形式，医院文化建设是以医院的具体发展进步为主要目标的，也是医院职工价值观念的一种根本上的体现。中医“四明”文化观凝练了中医药文化传承在长期医院管理与文化建设中的经验，形成中医医院文化建设的理念，这种文化理念促进了中医药工作者践行社会主义核心价值观的主动性与自觉性，促进了国家中医药管理局提出的“名院、名科、名医”战略的落实，激发了医务人员的热情和干劲，形成了医院的凝聚力和向心力。

中医药事业发展的第一要素就是中医药人才，培育高质量的优秀中医药人才队伍是医院的核心，优秀中医药人才队伍是医院的主体和竞争力所在。以“名医”为目标，以“明医”为标准，注重“明医”的培养。中医“四明”文化观在“名”“明”之中诠释大医精诚和医院社会责任，要求医院的每一位医务人员都要自觉地践行社会主义核心价值观，弘扬中医药文化核心价值。积极大胆地探索有利于人才成长的薪酬分配机制。有学者指出：只有当医生得到体面的收入，成为一个受人尊重的职业，我们才能吸引最优秀的人才学医，才能期望在自己最需要医生帮助的时候得到最有质量的医疗服务，才能期待医生重新成为“白衣天使”。对医生价值的认同、认可，充分调动了全体员工的积极性、主动性，激发他们的工作热情，主动为医院的发展献计献策，群策群力，塑造医院团结协作、践行中医“四明”文化观的良好精神风貌，督促全体员工自觉地用中医“四明”文化观规范自身的言行，真正为患者提供优质的服务。

育“名医”（明医）与提升医护人员的整体素质相结合，培育高质量的优秀中医药人才队伍。通过打造平台育“名医”，培养一批学科带头人，扬医院名气，提升中医院品牌，成为中医院品牌服务的主力军。“国医大师”“全国名中医”具有较高的政治素质，高尚的医德、精湛的医术，充分发挥他们的榜样作用。全面提升医院青年医师的医疗技能水平，督促医院青年医师做到德技双馨，救死扶伤，明辨笃行，推动中医“四明”文化观的“明医理”的落实，践行社会主义核心价值观的公民层面价值目标——敬业。

践行社会主义核心价值观，中医“四明”文化观更为突出人本管理理念。在中医医院文化建设中重视人性化管理，这种管理理念主要突出的特点就是通过心理、情感等因素实现柔性管理，关心员工、尊重员工，对员工的工作给予帮助与鼓励。重视医生的工作环境、劳动强度、心理压力，医院管理者理解、体谅一线工作的医护人员，加强对他们的人文关怀与心理疏导，激发他们工作的热情，使医院思想政治工作所具备的推动医院健康发展的作用充分发挥出来，深入挖掘全体员工潜能，增加员工的个人价值，真正让医护人员及其家属对医院产生认同感与归属感。通过老专家的传帮带等多种形式和途径培育一支知识结构、年龄结构科学合理，高质量的优秀中医药人才队伍。医院全体医务工作者以明学理、明医理、明情理、明真理的中医“四明”文化观指导、规范自己的行为，人人皆是医院文化“代言人”的理念——中医“四明”文化观的践行者，推动了“仁和精诚”的中医药核心价值观的弘扬，加强了医护人员的职业道德素养。促使医护人员更多地站在患者的角度思考问题，使医护工作人员明白自身形象对医院形象的影响，因而在日常工作中对自身行为进行约束，严格规范自身行为，端正服务态度，为患者提供耐心、细心、温馨、高质量的服务。以个体形象带动医院整体形象，增强患者对医院的认同，提升患者对医院的满意度。使每位医务人员在学习、感悟、践行中医“四明”文化观过程中，汲取传统中医药文化的丰富营养，增强中医药工作者践行社会主义核心价值观的主动性与自觉性，从而整体上提升中医医院的社会形象和增进社会公众认同，不断提升中医医院的知名度和美誉度，推进和谐医患关系的构建。

（二）中医“四明”文化观对和谐社会建设具有重要的现实意义

中医“四明”文化观丰富了新时期中医院文化建设的内涵，发挥了中医院践行社会主义核心价值观的社会功能，对和谐社会建设具有重大的现实意义。

1. 中医“四明”文化观积极塑造了中医医院良好的社会形象

以中医“四明”文化观增强中医医院的公益性，积极塑造了中医医院良好的社会形象。新中国成立以来，特别是改革开放以来，医疗卫生事业迅速发展，医疗科技水平不断提高，疾病防治能力不断增强，医药卫生服务体系、医疗保障制度已基本覆盖全国城乡，人民的健康状况有了很大改善。但是我们也应清醒地看到，当前我国还处于社会主义初级阶段，生产力总体水平不高，医疗卫生资源分布不均衡，城乡医疗水平差距较大，公共卫生体系特别是农村的公共卫生体系还很不健全，医疗保障制度水平较低，仍有待提高。医疗管理体制不完善，政府投入和监管不到位，医疗费用过高，人民群众看病贵、看病难问题依然没有彻底解决。

公立医院的公益性主要体现在：接受政府的财政投入，承担着为居民提供基本医疗卫生服务的重要职能；承担着对弱势群体和突发疾病流行等特殊事件处置的职责；承担着医学生实习、住院医师培训等医学教育功能；承担着维护公民健康等社会责任。

在践行社会主义核心价值观实践中，贯彻党的十九大报告提出的“必须始终把人民利益摆在至高无上的地位，让改革发展成果更多更公平惠及全体人民，朝着实现全体人民共同富裕不断迈进”，贡献我们中医人的力量。通过“四明”文化观宣传与实施强化医院管理者及全体员工传承中医理念，弘扬中医药精髓，发挥中医特色优势，采取各种措施方便百姓就医。以“四明”文化观促进全体员工社会主义核心价值观的践行，以“四明”文化观加强对全体员工职业道德教育与培训，使每一位医务人员注重提升医疗服务理念，完善各项服务流程，坚持以患者为中心，急患者所急，想患者所想，积极主动为患者排忧解难，尽最大可能满足患者就医需求。“明情理”，使广大医护人员能够真情与患者相处，关爱、关心患者，广大医护人员能善待不同层次的患者，与他们真心、真情沟通交流，建立和谐医患关系，赢得患者最大的理解与信任。中医“四明”文化观促进了医院的社会公益责任转化为全体医务人员的实际行动，塑造医院良好的社会形象，提升了医院在社会中的知名度和信誉度，使医院获得社会多方面的认可。以中医“四明”文化观增进了中医医院的公益性，积极塑造中医医院良好的社会形象。

2. 中医“四明”文化观增强了中医医院的社会责任感

“生命所系、健康相托”，中医“四明”文化观丰富了中医医院文化建设的内涵。我国著名经济学家于光远曾经指出，“三流企业靠生产，二流企业靠营销，一流企业靠文化。”一流的中医医院，要始终致力于一流中医医院文化建设，回望我国中医医院成立发展的历程，充满了几代人奋斗创业的历程。特别是全国各省级中医医院，充分发挥自身独特的医疗资源优势，立足中心大城市、辐射全省各级中医医院，不仅发挥了中医医疗的龙头作用，在文化建设上也成为先行者与排头兵，在加强医疗硬环境建设的同时，医院的软环境也随之不断地提升，中医药文化的弘扬与创新已成为中医医院文化建设的重要导向。

中医“四明”文化观，就是在这种大背景下应运而生，并从理论与实践中得到了很好验证，不断增强了中医医院的社会责任感。中医医院管理者在实践中深刻感悟到，医院作为面向社会、公众的服务窗口必须为患者建立起人性化、方便、温馨、优质的医疗人文服务环境。为此，医院对指示牌、服务区、文字、医务人员的着装、引导就医等标识进行了标准化、规范化设计，从患者就医方便、舒心等多角度考虑，在一楼大厅设立问询处，安排导医员，使患者就医流程规范化、人性化，避免患者在医院内反复奔波，缩短患者等待就医的时间，缓解患者就医时的焦虑情绪。

中医“四明”文化观，弘扬以“仁、和、精、诚”中医药文化的核心价值，传播以人为本、医乃仁术、天人合一、调和致中、大医精诚等中医药文化理念。宣传普及中医药知识、中医药养生方法，引导人们关爱生命，关注健康，担负起中医医院责任，同时也通过浓厚的中医药文化熏陶，培育中医药工作者中医情怀。

中医“四明”文化观与医学伦理学教育

论中医“四明”文化观

LUNZHONGYISIMINGWENHUAGUAN

医学伦理学是运用一般伦理学原则解决医疗卫生实践和医学发展过程中的医学道德问题和医学道德现象的学科，它是医学的一个重要组成部分，又是伦理学的一个分支。医学伦理学是运用伦理学的理论、方法研究医学领域中人与人、人与社会、人与自然关系的道德问题的一门学问。随着社会文明进步的发展，医学伦理学已经成为不可或缺的一门专业知识教育，在尊重患者自主权、维护医患双方的合法利益，以及在临床、公共卫生和生物医学研究等方面，立下了不少伦理规矩，在保障医学技术造福于人民健康方面，发挥了重要作用。但这一切无法掩饰医学道德在某些方面、某些地方出现下滑的严峻事实。

一、医学伦理学教育培训的现状

从一般意义上讲，伦理学是哲学的分支学科，是关于道德问题的理论，是研究道德的产生、发展、本质、评价、作用以及道德教育、道德修养规律的学说，即对人类道德生活进行系统的思考和研究。它试图回答“在某种道德境遇中我们该怎样做”“我们处理某种道德境遇的行动依据是什么”，并且对其进行严格的评判。医学伦理学是一门研究医学道德规范的制定和实现的学科，是医学与伦理学交叉的学科，是运用一般伦理学原理和主要准则，在解决医疗卫生实践和医学发展中的人际之间，医学与社会、医学与生态之间的道德问题而形成的学说体系，是人们医德观念的理论化和系统化。它既要研究“医学中的伦理问题”，又要研究“伦理学中的医学问题”。有的学者也指出：医学伦理学作为现代医学与社会科学中的伦理学交叉交融所形成的、以医学道德为研究对象，探究医学道德的起源、本质、作用、发展规律，指导医务人员人格完善的理论医学学科，是融科学性、理论性、思想性、知识性、实践性等多方面属性于一体的医学人文课程。随着我国经济社会的发展、人民群众对医疗卫生领域期望值的不断升高，社会对医疗卫生事业发展提出了更高更多的新要求。尽管近些年来我国医院医学伦理建设在理论与实践方面取得了一定成绩，医学生接受医学伦理教育取得了一定可喜成果，但现实存在的问题仍很严峻。医院医务人员、医学生两个群体都面临着困境，存在的诸多问题制约着医院医务人员、医学生健康医学伦理学理念的形成及可持续发展。

当代中国社会面临着文化多元化与文化多样性的挑战，面临着多元化社会思潮的冲击，实用主义、功利主义等的影响，面临着国家医疗机构市场化进程的加快，多种办医经营模式的挑战，物质利益的极大诱惑，医患关系紧张、医患纠纷增多、医患冲突时有发生，等等，都会对广大医务人员、医学生的价值观产生影响，也使医学伦理学教育教学面临着困境。

（一）医院医务人员医学伦理学教育培训现状令人担忧

医务人员对医学伦理学知识关注度不高、认知不足，是王雪文等学者对某三甲综合性医疗机构的临床医务及科研人员进行问卷调查得出的结论。其调查选点典型，范围较广，具有一定代表性。他们调研的基本情况是：采用自行设计的“医务人员医学伦理认知状况”问卷对临床医务及科研人员进行随机抽样调查。所有数据以 Excel 2003 录入计算机，并使用 SPSS 17.0 软件进行统计分析。调查涉及临床科室 30 个、医技科室 7 个、临床研究所 4 个、药学研究室 1 个、临床研究室 13 个。研究样本覆盖该医疗机构的所有部门，共发放调查问卷 600 份，回收 549 份，有效回收率 91.50%。调查内容主要是医务人员接受医学伦理学培训现状、医务人员对医学伦理学培训的态度与感受、医务人员对医学伦理学的认知情况。调查的结果总的看不容乐观，参与被调查的 549 人中，24.12% 的人表示在学校及工作期间参加过医学伦理学相关知识培训，51.95% 的人表示只在学校期间接受过相关培训，15.21% 的人表示只在工作期间接受过相关培训，8.72% 的人表示没有接受过相关培训。调查显示影响医务人员参加培训的主要原因，是相关培训与临床医、教、研工作冲突没时间参加，表明我国三甲综合性医疗机构的大多数医务及科研人员处于超负荷工作状态。对伦理相关制度规范的认知，如《赫尔辛基宣言》《医疗器械临床试验规定》《涉及人的生物医学研究伦理审查办法》等制度规范的认知情况，仅 5.32% 的人表示很了解。《中医药临床研究伦理审查平台建设规范》仅 4.02% 的人表示很了解，说明目前医务人员缺少医学伦理学相关知识培训，而相关培训缺乏是导致医务人员对医学伦理学认知不足的重要因素之一。医务人员对医学伦理学知识关注度不高、认知不足等问题，还存在着绝大部分医院都将医学伦理学的教育等同于医德医风教育问题，也说明一些医院管理者不重视对医务人员医学伦理学教育培训，更未形成相关联动有效机制。

（二）医学生群体医学伦理学教育教学的现状不尽如人意

在目前的医学教育中，医学伦理学教育教学仍处于较低水平。医学伦理学是一门典型的交叉学科，课程要求教师具有伦理学和医学的两门学科能力，但在实际教学中绝大多数任课教师不具有这种学科背景。从教医学伦理学的教师看，缺乏学科背景的教师较多，拥有医学伦理学专业学位的教师很少，教师授课时与医学实践脱节，讲解不透彻、不深入，影响了教学效果；在学术上，真正有影响的医学伦理学学术研究成果很少。有些医学院校管理者仍未重视医学伦理学课程建设，从课程安排看，课时数严重不足，师资投入不到位，在目前大多数医学院校医学伦理学教学仍是大班授课，教学方式单一，教学方法陈旧，教师往往以灌输式教学为主，即使采用一些新的教学方式、方法也往往流于形式，没有实质效果。学生学习强调对知识的死记硬背，忽视实践中分析能力与情感培养，使得很多学生以应付考试为学习目的，缺乏学习兴趣和明确的学习目标，种种因素都制约了医学伦理学课程建设，这样的环境下很难保证医学生学习医学伦理学的系统性、完整性和深入性。受社会医患关系紧张、医患冲突的影响，一部分医学生感到困惑、迷茫，对医学伦理学的重视程度不高，他们不能正确认识到医学伦理学在医疗卫生实践中的指导作用，表现在学生学医学伦理学课程积极性差、听课率低，即使上课听讲也不认真。有些学生只想着学一技之长的目标，对伦理学等相关人文课程不感兴趣、甚至逃课，更谈不上主动查阅资料了解教学相关内容与案例。如何解决医学伦理学教育教学的困境？这是必须要解决的现实问题。

二、中医“四明”文化观与医学伦理学教育教学的关系

（一）中医“四明”文化观遵循着医学伦理学的基本原则

医学伦理学对于培养医院管理者、医务人员的高尚情操，规范医学科学技术的发展，促进人民的健康事业都具有重要的作用和意义。医学伦理学的基本原则是指医务人员在医学实践中观察、处理伦理问题的准绳或标准，是医学道德中最一般的道德原则，是构建医学道德规范的最根本、最一般的道德根据，贯穿医学道德体系的始终，是我们解决伦理问题的指导，中医“四明”文化观遵循着医学伦理学的基本原则。在医学实践领域中，国际通用的医学伦理学基本原则一般是“尊重、有利、不伤害、公正”。

1. 尊重原则

尊重原则要求尊重患者享有作为人的尊严和权利。狭义的尊重原则，就是要求医患双方交往时真诚地尊重对方的人格，尤其强调尊重患者的生命和生命价值，内容包括尊重患者的人格和尊严。广义的尊重原则是指不仅尊重患者的人格尊严，而且还应该尊重患者自主权和隐私权等。医疗人格权包括：患者的生命权、健康权、身体权、姓名权、肖像权、名誉权、人格尊严权、人身自由权、隐私权及其他人格利益。尊重原则的核心是尊重患者的自主性。体现在：医生保证患者在充分知情的前提下，自己理性地选择治疗决策的伦理原则。包括患者的充分知情、自主选择、自主同意等。尊重患者自主权的具体要求是：在通常情况下，医院的管理者与医务人员有义务主动提供适宜的

环境和必要的条件与信息，以保证患者充分行使知情权、自主权。允许患者自主选择医生，尊重患者和家属的自主决定，治疗要经患者知情同意以及保守患者的医密，保护患者的隐私，尊重患者的人格等。尊重患者的自主权，并不意味着医方放弃或减轻自己的道德责任，完全听命于患者的任何意愿和要求，要根据相关法规妥善处理好患者自主与医方决策之间的关系。

2. 有利原则

有利原则是把有利于患者健康放在首位并切实为患者谋利益的伦理原则，也有教材称之为行善原则。有利原则与不伤害原则有着密切关系，不伤害是有利原则的最低要求。有利于患者是自古以来中外优良的医德传统，是对医务人员提出的最基本的要求，在中国，利他性的助人思想是医学道德观念的精髓，后来逐渐形成医乃仁术的行医准则。在西方，古希腊名医希波克拉底在《希波克拉底誓言》中明确阐明了“为患者谋利益”的行医信条，指出：“我要竭尽全力，采取我认为有利于患者的医疗措施，不能给患者带来痛苦与危害。”胡弗兰德的《医德十二箴》中提出“医师不是为了自己，而是为了别人，这是职业的性质决定的”，我国唐代名医孙思邈在《备急千金要方·大医精诚》中也指出，医师对患者要“一心赴救，无作功夫行迹之心”，这都表明有利原则从古到今都是医务人员最基本的职业素养。1948 年世界医学协会（或译：世界医学学会）在《希波克拉底誓言》的基础上制定了《日内瓦宣言》，明确规定：“在我被吸收为医学事业中的一员时，我严肃地保证将我的一生奉献于为人类服务”，“我的患者的健康将是我首先考虑的”。《日内瓦宣言》指出，患者的健康是医务人员要首先关心、具有头等重要地位的问题，医务人员应无一例外地保守患者的秘密，对同事如兄弟，坚持医业光荣而崇高的传统的职业道德准则。1988 年国家卫生健康委员会（原卫生部）颁布的《医务人员医德规范》第一条就是"救死扶伤，实行社会主义的人道主义。时刻为患者着想，千方百计为患者解除病痛"。这些都表明了有利原则的实质，善待生命，善待患者，善待社会。

3. 不伤害原则

不伤害原则是指医务人员的医疗行为、其动机与结果均应避免对患者的伤害。临床诊治过程中不使患者受到不应有的伤害的伦理原则，是一系列具体原则中的底线原则，是古老的行医规则，是医学人道观念的突出体现。《希波克拉底誓言》中明确指出："检束一切堕落及害人行为，我不得将危害药物给予他人，并不作该项之指导，虽有人请求，亦必不与之。尤不为妇人施堕胎手术。"不伤害原则是相对性原则，因为医疗技术可带来健康利益和医疗伤害的双重效应。比如癌症化疗，可以抑制肿瘤的发展或复发，但又会对造血、免疫系统有不良影响，还有手术的创伤、药物的副作用、必要的截肢等，都是为了维护生命而不得不付出的代价。不伤害原则是一种伦理理念，其重要意义在于强调对患者高度负责、保护患者健康和生命利益的理念，避免使患者受到不应有的医疗伤害，这也是医学伦理原则中的底线原则。不伤害原则要求强化以患者为中心的动机和意识，杜绝有意伤害和责任伤害，防范可预知的伤害及意外伤害的出现，选择最佳诊治方案，尽最大努力把风险和伤害控制在最低限度之内，以最小的损伤代价获得最大的医疗收益。

4. 公正原则

公正原则是指在医学服务中公平、正直地对待每一位患者的伦理原则。公正即正义、公平、公道，它的一般含义是公平正直。公正原则倡导的医疗服务公正观，是指在基本医疗保健服务方面要做到绝对公正，即人人享有同样的基本医疗保健服务；在特殊医疗保健需求方面要做到相对公正，即在同样享有基本医疗保健服务的基础上，满足不同患者的不同要求。医疗公正具有一定的必然性和合理性，其伦理学依据主要有：医患之间在社会地位和人格尊严上是平等的；任何患者都享有平等的健康权和医疗权；作为弱势一方的患者有权得到医疗服务的公平关怀。公正有两种内涵："形式公正”和“实质公正”，这是两个相互区别又相互联系的内容。“形式公正”是指对同样的人给予同样的待遇。“实质公正”是指根据个人的需要、能力、职位高低、对社会的贡献、业已取得的成就来分配相应的负担和收益，即对不同的人给予不同的待遇。

中医“四明”文化观遵循了医学伦理学的原则，并将这一原则通过中医人文情怀与关爱的具体做法体现出来，也是中医药文化的传承与创新过程中，融入了医学伦理学的内容和元素。

（二）中医“四明”文化观与医学伦理学教育教学中的有机融合

中医“四明”文化观与医学伦理学教育教学是相互交融与有机联系的，都是从人文伦理角度出发，培养医务工作者良好的职业道德论理思想与行为操守，将献身医学与人类健康事业作为崇高的志向。因此，中医“四明”文化观融入医学伦理学教育教学中，更具有中国传统文化特色与育人的作用，其效果不言而喻。

1. 中医“四明”文化观与医学伦理学教育教学两者要求是一致的

两者都要求从事医疗卫生保健事业的人员必须提高自身修养，具备高尚的道德情操、精湛的技术，要有献身医学事业、防病治病、救死扶伤的美好心灵。医学伦理学以医学道德价值为研究内容，探索医学道德运动规律，探索、回答医学科学发展不断提出的新问题，并提出医学实践活动主体的医德修养途径。通过医学伦理学教育教学，使所有医务人员、医学生都清楚认识到“医乃仁术”的学科本质、“大医精诚”的职业使命、“具备较高综合素质”的时代要求，不断提高自身道德修养、完善知识结构，树立正确的医学职业观。中医“四明”文化观要求医务工作者要明学理，做到继承创新，教书育人，明辨操守。明学理的“学”是指知识，更是指做人的道理。做什么样的人，对全体医务人员、医学生而言就是践行社会主义核心价值观公民层面的价值目标——爱国、敬业、诚信、友善，弘扬以“仁、和、精、诚”的中医药文化核心价值。具有高尚的道德情操，掌握医学及相关的知识包括熟悉，掌握医学伦理学的相关知识，熟悉、掌握医学伦理学的基本原则，并把医学伦理学的相关知识、遵循的原则运用到日常工作中去。明辨操守，所说的操守是指人的品德和气节，它是为人处世的根本。

职业操守是指公正有德，不为个人或小团体之利而损害患者的利益。明医理就是医学理论，即看病救人所依靠的原理，包括遵循医学伦理学的基本原则和医学道德规范等基本的理论。全体医务人员在诊疗过程中要有丰富的临床经验，熟练掌握相关的专业知识、技能和临床思维功底，要以高度的职业责任感认真处理好每一个环节，在临床诊疗过程中要坚持最优化的原则，即以最小的代价获得最大效果的决策。最优化的原则包括：效果最佳——应当取得当时当地的医疗水平可能达到的最佳效果或在一定条件限制下是最佳的（如治疗方案最佳、手术方案最佳等）。安全无害——最佳效果应该建立在最小伤害的基础上，或者说要在效果相当的情况下选择最小伤害的诊疗方法。对必须使用但又有一定伤害或危险的治疗方法，应尽力将伤害减小到最低限度，并保证患者的生命安全。正如西医之父希波克拉底指出的，“医生首先用无害的治疗”。如截肢等大型手术，要反复权衡利弊，征求患者及家属意见，为患者未来的劳动、就业、生活等多加考虑，等等。痛苦最小——指在保证治疗效果的前提下，应尽量选择给患者带来痛苦最小的诊疗手段，在诊疗过程中要尽可能减少患者的疼痛、血液损耗和体力消耗等痛苦，有些不宜普遍使用的特殊检查，只能在必需的、有针对性并有保护措施的情况下才能使用。耗费最少——是指在保证诊疗效果的前提下，在选择诊断手段和治疗方案时，应当考虑患者的经济负担和社会医药资源的消耗，耗费最少。在采用那些效果突出却代价昂贵的医学新技术时，需从多方面权衡，应尽量选择医疗效果好、经济成本低的治疗手段和方案，避免增加患者的经济负担。

2. 中医“四明”文化观与医学伦理学教育教学两者目的是一致的

随着社会发展，医学高度社会化，医学模式转变，社会对医院、医务人员的职业道德等方面都提出了新要求。目前我国的公立医院、医疗卫生、医学（包括医学教育等）都面临着前所未有的市场经济的冲击，医学高科技化也严重冲击着传统医德的生命观念，优生、安乐死、器官移植等问题的两难选择困扰亟待解决。医院、医务人员服务的对象是有价值、有尊严、有自由、有情感和有需要的现实的人，这对医院管理者、医务人员提出更高的要求，要求管理者和广大的医务人员能自觉尊重生命价值，在努力提高患者的医疗效果、减轻患者的痛苦时，还要熟悉、掌握伦理学、心理学等人文科学知识，具有人文精神。从医院整体看就是要促进医疗、教学、科研、预防、管理质量水平的提升，满足新时代发展的要求。

医院管理者必须做到，为广大患者、医务工作者提供方便、温馨、优质的医疗服务环境；要培养一支综合素质高，有高尚的医德、过硬的专业技能、人文情怀的人才队伍；通过各种措施提高医疗质量、医疗效率，本着节约时间、空间、成本的原则取得最好的医疗效果；加强医学卫生知识的宣传和教育，向广大患者及亲属宣传预防疾病的意识，保护环境、安全卫生和健康生活的意识和知识，提高健康水平，防病于未然。这也是中医"四明"文化观所要求的。其中"明真理"，做到弘扬中医，惠及民生，明辨真伪。这里所说的真理即客观事物及其规律在人的头脑中的正确反映。中医"四明"文化观要求医院管理者、广大医务人员在医学实践领域中，遵循国际通用的医学伦理学基本原则"尊重、有利、不伤害、公正"，在实际的工作实践中，系统地学习医学伦理学，培育医学伦理意识，懂得有关的医德理论、医德原则、规范及范畴，重视自身医德修养，提高伦理分析和伦理决策能力。提高人文素养，更好地为患者身心健康服务，促进医疗、教学、科研、预防、管理质量水平的提升，推动医院整体水平的提高。

3. 中医"四明"文化观与医学伦理学教育教学两者服务对象是一致的

两者都为了构建和谐的医患关系，为实施健康中国战略服务。党的十九大明确提出："带领人民创造美好生活，是我们党始终不渝的奋斗目标。必须始终把人民利益摆在至高无上的地位，让改革发展成果更多更公平惠及全体人民，朝着实现全体人民共同富裕不断迈进。”“实施健康中国战略”，“人民健康是民族昌盛和国家富强的重要标志。要完善国民健康政策，为人民群众提供全方位全周期健康服务”。这些论断为医院的发展指明了方向。诚然，我国处于并将长期处于社会主义的初级阶段，医疗卫生资源城乡配置不均衡状况仍没有改变，同时目前我国的一部分医务管理者及部分医务工作者医学伦理学知识和人文知识缺乏、人文素质能力不高的现象依然存在，尤其是在市场经济冲击的今天，这对我国的医德医风的建设、医院管理、医疗服务质量的改善与提高都带来了很大的制约。

“医者父母心”，是古人对医者道德修养的精辟之谈。孟子说:“老吾老以及人之老，幼吾幼以及人之幼。”就是说，医生要将患者视为自己的亲人，才会有良好的医术医德与医风。近些年来，我国发生的医患纠纷中，多数是由于医务人员服务态度欠佳，而导致医患关系恶化，或在医疗活动过程中未做到知情同意原则，未重视患者的自主权，患者不理解，激发医患矛盾引起纠纷；或由于医务人员责任心不强，对患者检查诊断不仔细，处理问题不及时、不妥当，操作不严谨等各种原因造成了医疗差错、医疗事故；或过分追求经济效益，让患者无谓地花费过多的资金，引起患者不满引起医患纠纷，究其原因无非主要是技术和医德两方面的因素。医院是与社会情感交流的沟通者和传递者，广大医务人员是人民群众健康服务的承担者、提供者，医院、广大医务人员人性化的服务能缓解医患之间的矛盾与冲突。以中医“四明”文化观培育医院的文化建设，强化医学伦理学教育、加强医德建设是避免医疗事故、医患纠纷，促进医患关系和谐的重要途径。医务人员的服务观念、服务规范、服务技能和道德操守都会从语言上、行为上有利于和谐医患关系的构建，他们将治心作为治病之根本，切实以“患者为中心”，通过提高自身的综合素质，避免了医疗活动中的不和谐现象，诸如过度地追求高价药、高档检查等各种各样的过度医疗的发生。这些也一定会成为保持医院核心竞争力取之不尽、用之不竭的动力源泉。

从态度伦理到责任伦理的转变，是伦理向实践的飞跃。态度伦理是指医务人员对接受医疗服务的患者所持的热情、积极、负责、认真的态度。长期以来，我们的伦理是以态度为出发点的，强调态度的伦理性，但这种态度伦理远不是医学伦理的全部。事实上，未能建立在认知基础上的态度是不可持续的，这也是许多医院反复抓态度不能持久见效的原因。因此，态度伦理必须以责任为基础，并转向责任伦理，责任伦理使得伦理行为是可检验的、可视的。中医医院的管理者通过中医“四明”文化观实践，加强医学伦理教育教学，帮助广大医务人员和实习的医学学生提高对医疗伦理相关制度规范和权利义务认知度，加深医德情感、坚定医德信念，逐步形成良好的医德品质，可促使医务人员、实习的医学学生做到尊重患者的生命、尊重患者的人格与尊严、尊重患者的生命价值、尊重患者的医疗权利，忠于职守，以高度的同情心和责任感去医治每一位患者，使其医疗行为和医疗实践中医患纠纷减少。

综上所述，中医“四明”文化观与加强医学伦理学教育教学都能促进构建和谐的医患关系，从而使医疗、教学、科研、预防、管理质量水平得到提升，真正担当起为人民群众提供全方位、多层次的健康服务的重担，更好地为实施健康中国战略服务。

三、中医“四明”文化观在医学伦理学教育中的作用与功能

（一）中医“四明”文化观丰富了医学伦理学教育中传统医德的内容

我国传统伦理思想资源丰富，对中医道德的形成有着深远的影响，对中医道德问题的讨论深入而透彻。唐朝孙思邈的《大医精诚》融汇了儒家仁爱、道家无欲无求、佛家慈悲行善的思想，堪称中医医德史上的典范。但在现有的《医学伦理学》教材中，教材的内容主要是医学伦理学的原则、规范和范畴，在预防、临床和护理等具体医疗领域中的原则和规范、生命伦理学中的伦理问题和分析，从教材内容看，重原则和规范的介绍，轻医德思想的引导。走出医学伦理教育的困境，需重视德行伦理，也就是说要重视传统医德的教育，要将传统医的内容，融入医学伦理学教育中。就目前而言，总体上《医学伦理学》教材倾向于西方医学伦理学的研究框架，涉及中国传统医德的内容很少。如人民卫生出版社 2009 年出版的《医学伦理学》教材，仅有两节的内容来讲解中国传统医德，一节是“中国医学伦理学的历史发展”，一节是“祖国医学道德的优良传统”；北京大学医学出版社 2010 年出版的《医学伦理学》教材第一章是“医学的道德传统”，也仅用第一节讲解“中国医学的道德传统”。笔者也查阅过几本《医学伦理学》教材，其中包括全国高等医药院校规划教材，科学出版社 2010 年第 2 版和人民卫生出版社出版的 2015 年 5 月第 2 版，几本教材确实存在传统医学讲解较少问题。《医学伦理学》教材内容侧重

对西医学伦理学的介绍，主要是预防、临床、护理、卫生管理、生命与生殖、死亡与临终关怀等各个领域的道德要求和行为准则，对我国传统医德内容的系统阐述很少，有的教材也只局限于介绍我国传统医德的概念、发展和形成过程;《医学伦理学》教材结构布局大而全、单调，教材内容相对枯燥、说教性强、趣味性缺乏，不符合当代医学生自身特点，不能很好地发挥《医学伦理学》对当代医学生的思想引导和启迪的作用。

中医“四明”文化观以“学理”“医理”“情理”“真理”从中医医德宗旨、医德修养、医德规范、医德约束多视角高度概括了我国传统伦理思想资源，有利于深入挖掘我国丰富的医学伦理规范和医德传统，如“凡为医者，性存温雅，言必谦恭、动须礼节、举乃和亲、无自妄尊、不可骄饰”，“疾小不可云大，事易不可云难，贫富用心皆一，贵贱用药无别”等，对今天社会主义市场经济条件下的医德、职业道德、社会公德建设亦有多方面的启迪。将中医“四明”文化观融入医学伦理学教育教学中，能充实现有的《医学伦理学》教材中我国传统医德内容，更能以“学理”“医理”“情理”“真理”引导启发医学生，加深医学生对我国传统医德的认识，加深对以“仁、和、精、诚”为核心的中医药文化核心价值的理解，加深以人为本、医乃仁术、天人合一、调和致中、大医精诚等理念的认知，加深对医学伦理学知识的掌握。

（二）中医“四明”文化观强化了医院管理者的医学伦理学教育意识

中医医院的管理者要充分认识到医学伦理道德素养的提升，是医院发展建设不可或缺的重要组成部分，医学伦理教育也是一个漫长甚至终生学习的过程。医院的管理者不仅要牢固树立践行社会主义核心价值观意识，重视制度文化、环境文化、行为文化和服务文化建设等，还要加强医学伦理学教育教学，培育高尚的医院精神，以传承创新的理念引领医院文化建设。中医“四明”文化观要求医院管理者的医学伦理道德素质不断地提高，实现医院的伦理化管理。医院管理者在医院管理、医疗活动中肩负着决策、领导、指挥、服务等使命，医院管理者的伦理意识、道德水平直接影响着其所辖部门的道德、伦理教育的状况。医院管理者的医学伦理素质如何、对医学伦理学的重视程度如何，也会直接影响到医院医学伦理学教育的效果。要使医院管理者熟悉、了解中外医德传统在价值观上的不同。有学者指出：中国医德传统将医学的科学价值和道德价值融为一体，认为医德高尚与医术精良是不可分割的，崇高的医德就存在于对疾病的精心诊治之中。因此，对医学活动的科学评价本身就包含着道德评价，对医学活动的道德评价也包含着科学评价。

西方医德传统则不同，按照西方的传统，医学的科学价值与道德价值是彼此分离的，医生的道德水平与医生的医术之间没有直接的联系，对医学活动的科学评价与对医学活动的道德评价是两回事。在中国传统医学的著作中，关于医德的论述与关于医理、医术的论述是交织在一起的。中国古代医德规范既包括对医德的规定，也包括对医术的规定。《灵枢·师传》告诫医生“入国问俗，入家问讳，上堂问礼，临患者问所便”，既是尊重患者的道德要求的规定，也是对基本诊治疾病方法的规定。《素问》讲，要避免五种过错、四种过失才能成为好医生，“五过”“四失”也是将道德的过错、过失和医术上的过错、过失放在一起的。中医"四明"文化观的实施不断强化了对医院管理者的医学伦理学教育意识，提高其道德素养，为实现医院伦理化管理、促使医务人员重视医学伦理学学习打下坚实的基础。

具体的做法是：充分发挥医院伦理学委员会的作用，医院伦理学委员会的组成人员包括医院管理者、医学专家、伦理学专家、律师、热心伦理的患者代表等，由他们联合起来进行医学伦理学的教育制定；营造中医"四明"文化观与医学伦理学教育有机融合的良好氛围。医院在制定规章制度、落实管理目标、抢救措施、质量监控的过程中，必须运用中医"四明"文化观与医学伦理学的观点、原理和方法，营造一个重视医学伦理学教育的良好氛围。对医院管理者进行医学伦理学培训与考核，建立健全对管理干部的道德监督制约机制。

（三）中医"四明"文化观强化了医务人员和医学生对医学伦理学教育的认知

构建和谐的医患关系具体的实施，主要是由全体医务人员的具体医疗服务行为来体现的，当前医务人员对医学伦理学知识关注度不高、认知不足，且绝大部分医院都将医学伦理学的教育等同于医德医风教育等诸多问题。通过中医"四明"文化观的实施与探索，能够强化医务人员和医学生的医学伦理教育教学，提高他们对医学伦理学知识的关注、认知，不断强化自身的伦理意识，自觉而正确地用伦理思维和方法处理在工作中遇到的伦理问题。使广大的医务人员的服务观念、服务规范、服务技能和道德操守更为规范，专业技能、人文精神不断提升。从而促使医务人员忠于职守，在本职岗位上脚踏实地践行社会主义核心价值观，弘扬中医药文化的核心价值，以高度的同情心和责任感去医治每一位患者，减少医患纠纷，提高治疗效果。

要在实习医生中开展中医“四明”文化观学习教育。实习不仅仅是学习实践临床医疗技能，更是奠定高尚医德的重要过程。进入临床实习的医学生，是即将走进医务工作者队伍的生力军，他们的职业道德观尚未完全形成，对他们宣讲中医“四明”文化观，让医学生了解中医“四明”文化观内涵、医院文化的内涵，能促进医学伦理学教育效果。帮助医学生提升医德认识，加深医德情感，明学理、明医理、明情理、明真理，帮助医学生逐步形成良好的医德品质，培育人文素质、人文情怀与职业精神，尊重患者，善待生命，全面提升医学生的综合素质。医院作为系统的医学伦理学的继续教育基地，在医学生临床实践阶段对医学生宣传中医“四明”文化观，一定程度上可以改变医学生在校学习期间的困惑、迷茫、对医学伦理学的重视程度不高等状况。

医院伦理委员会应深入临床第一线，了解医务人员在临床实践中的伦理教育实际需求，在医院开展系统的中医“四明”文化观与医学伦理学教育实践活动，提高医学伦理学的教育质量和实效性。要针对不同层次医务人员的特点和实际需要，医学实践中出现的医学伦理的新问题、新矛盾展开研究，寻求对策对医务人员做积极的引导。要与医学院校合作开展科研、教学研究，使医院的医学伦理继续教育与学校相衔接。同时，通过加强临床带教老师的能力培养，将住院医生的医学伦理学教育纳入住院医师规范化培训制度，列为继续教育必修课。多方位、多角度帮助医务人员和医学生学习有关中医“四明”文化观、医患关系、临床伦理、生命伦理教育内容，在继续教育中接受医学伦理学教育，以培养伦理推理和决策能力。

中医“四明”文化观，是在传承传统文化与传统医德的医疗实践中产生与形成。因此，要结合实习学生的特点和其对医学伦理学认知的状况，采取灵活多样的学习教育方式，避免空洞的道德说教，让传统医德生动的实例，感染和触动医学生的心灵。让中医“四明”文化观、医学伦理知识内化到个体的认知，将理论与实践相结合，提高学生分析问题和解决问题的实践能力。

中医“四明”文化观
与“三名战略”

论中医“四明”文化观

LUNZHONGYISIMINGWENHUAGUAN

一、中医“四明”文化观对于中医医院“三名战略”发展具有推动作用

（一）“三名战略”的含义

为了弘扬中医药文化，传播中医药知识，促进中医药事业蓬勃发展，把作为战略性新兴产业的中药产业纳入健康服务业之中，国家中医药管理局于 2008 年提出以名医、名科、名院为核心的“三名战略”。创名院、建名科、出名医的“三名战略”，是以适应时代发展要求和人民群众医疗保健的需求为根本，努力打造医院的核心竞争力。

“三名战略”的重点是，坚持以医院建设为核心创建名院，确保高标准、高质量、高速度地完成国家中医院项目和中医药特色服务建设项目的建设任务，多方筹措资金，扩建达不到标准的业务用房。完善污水处理、医疗废弃物处理及配电、供暖、营养食堂等辅助设施，加快医疗设施装备配套步伐，配置先进的诊断、治疗、康复设备；坚持以专科建设为抓手打造“名科”，对专科结构进行优化整合，重点培育西医治疗效果不理想、中医治疗有优势、有发展前途的专科。把特色优势专科做优、做强，构建有示范意义的专科品牌，研制开发具有特色的本院药剂，形成中医药特色和优势，更好地满足人民群众的健康需要。坚持以人才培养为关键，造就“名医”：选派医务人员到全国优秀兄弟医院和专科医院学习，聘请知名老专家鼓励他们发挥余

热，并学习他们的宝贵经验。以科技教育为先导，培养既有扎实理论功底又有丰富实践经验的高水平中医药人才，重点培养中西医复合型人才。

（二）中医“四明”文化观有利于加强中医医院人才培养

“十年树木，百年树人”。中医药事业发展的第一要素就是中医药人才。而在中医药人才的培养中，要求中医药人才既能继承祖国传统医学的精华，又能全面与现代医学相结合；既能钻研学术精益求精，又能尽心竭力地治病救人。总而言之，是既要有扎实丰富的中医药学理论基础，又要有学术研究、实践技能的特长。因此，离不开中医药文化的学习熏陶，既是中医药文化的传承与弘扬者，又是中医药文化的实践与创新者。由此可见，中医药文化对于中医药人才的培养具有重大的意义。

1. 中医“四明”文化观，为中医药人才培养赋予了鲜明文化特色

医院的主体是医务人员，医务人员是由一批高端人才和专业人才组成，知识密集，受教育程度高是医务人员的共性。专业技术人才为医院文化建设奠定了坚实的基础，为创建医院的特色文化提供了有利的条件。我们都知道，坚持“以人为本”是医院建设、发展、壮大的人才战略，因为医疗市场的竞争，无论是医疗、服务，还是经营、管理，归根结底都是人才的竞争。那么，中医医院培养什么样的人才？通过怎样的途径培养人才？这些问题不仅与“三名战略”建设密切相关，更是中医医院让培养的人才在充分认识到知识价值、专业水平重要性的同时，也能够清醒地认识到文化修养、情操与人格魅力等方面，对于人才的健康成长的特有重要意义。中医医院人才培养目标的

准确定位是改革和建设的前提和落脚点，没有明确的人才培养目标，“三名战略”就会失去正确的方向，陷入盲目的状态。定位人才培养目标的实质，就是人才竞争的优势定位。说到底，是一种差异化定位，为了培养的人才能够更具有竞争性的重要区别，这就是要有鲜明的文化特色，而中医“四明”文化观赋予了人才培养鲜明的文化内涵。

让世界了解中医药文化，中医药文化正在走向世界，我国中医药界与国外的学术交流越来越广泛、越来越深入，很重要的一点就是中医药文化越来越受到全人类的认同。各国之间学术的相互交流，在综合国力竞争中的地位和作用越来越突出的今天，中医医院在重视医务人员专业知识，树立核心竞争力意识，通过各种途径提高专业技术能力的同时，更加注重提升医护人员的中医药文化的修养与认知，逐步形成大医精诚的中医情怀、树立敬佑生命的中医精神，从而就会具有了救死扶伤、无私奉献的职业责任感，不断地去挖掘祖国医学宝库，在传承的基础上光大弘扬祖国医学，更好地为人类生命科学做出应有的贡献。中医医院在重视学术建设的同时，也一定要十分重视文化建设。某种意义上讲，富有中医药文化特色是中医药优势的根本，中医药人才必须要有鲜明的中医药文化的底色。

2. 中医“四明”文化观，为中医药人才培养强化了人文情怀培育

中医医院是中医药人才培养的重要基地，要按照国家的要求“以遵循规律、实践锻炼、统筹协作、机制创新为原则，以提升中医药临床服务能力和科技创新能力为核心，通过创新体制机制、优化政策环境、强化保障措施，完成着力构建中医药高层次人才队伍、着力提升中医药服务能力、着力提高中医药传承创新能力、着力加强中医药人才培养基地建设”。特别强调了“着力提升中医药服务能力、着力提高中医药传承创新能力”，这里面所要求的中医药服务能力与中医药传承创新能力，就是要求要具有中医药文化理念与中医药职业精神，还要具有中医药文化的宣传传播与弘扬光大的责任与使命。

3. 中医“四明”文化观，为中医医院培养人文精神的能力提供了新思路与新途径

通过中医“四明”文化观的实践活动，广大医务工作者更加明确，不仅要为患者治好身体疾病而且更要尊重和关爱患者，进一步推进人性化服务。人性化服务属于精神上层建筑的范畴，赋予更多审美的、情感的、文化的、精神的含义，中医“四明”文化观更加注重人性化服务。中医“四明”文化观，为中医医院进行伦理学、社会学等人文关怀知识培训，提高医护人员对人文素质的认识，培养人文精神和人文关怀的能力提供了新思路与新途径。

中医“四明”文化观也使中医医院的管理者，不仅懂得要以制度为规范，建立完善的工作制度、规范的程序和标准量化的考评系统，更要以中医医院文化建设为引导，通过创新中医药文化，将具有中医药文化所具有的人文特色融入人性化服务中，贯彻到医疗服务的各个层面、所有过程，形成全体医护人员共同认同的价值观、行为观，成为所有员工的自觉行为与职业精神。人文关爱会让医护人员将微笑挂在脸上、将患者放在心里，让患者感觉到亲人般的温暖与关怀；就会尽心尽力为患者提供优质服务，还会为患者予以更多的人文关怀，增强患者战胜疾病的信心。特别是对病危的患者，更能够体现出敬佑生命与大爱无疆的职业情怀。

因此，我们认为，中医“四明”文化观，不仅让医护人员更加关注患者，在诊疗全过程体现尊重、关怀、服务，进一步让患者对自己产生信任。而且使医务人员更加深刻认识到人文关爱的本质与人的尊严、人的价值、人的权利、人的心灵、人的理想、人的命运、人的精神生活、人的独立人格等密切相关，为患者提供审美的、精神的、文化的、情感的服务，予以患者更多的精神关爱。

4. 中医"四明"文化观，为中医药人才培养提供了新思路和新要求

中医"四明"文化观，对中医药人才培养提出了新思路。新思路就是首先要是"明医"才能成为"名医"。新要求就是不仅精通医理，还要懂得情理、追求真理，这样才能成为能够肩负起使命和责任的优秀中医药人才，更为有力地促进医护人员思想政治素质、业务素质、道德素质的提高，不断增强创新意识、责任意识、遵纪意识、竞争意识与廉洁意识，不断提升中医医院的知名度和美誉度。中医"四明"文化观，在对青年中医药人才培养中，能够进一步增强他们中医药理论的自信、中医药疗效的自信与中医药文化自信，激励他们要努力成才、自觉成才与健康成才，切实担负中医药事业发展的重任与使命。从而成为中医药文化的传承与实践者、新时代的弘扬与创新者，在新的征程上做出新作为。

（三）中医"四明"文化观有利于促进中医医院科室建设

1. 中医"四明"文化观，提高了医护人员的文化素养

中医"四明"文化观，是中医药文化经典的总结，里面包含了中医药人所具有的情怀、情操与情感，友善、关爱与和谐等文化理念，对于人的思想修养、道德行为以及处世之道都有着潜移默化的影响。

一个良好的文化氛围，对于人心灵的启迪有着无形的熏陶。中医医院在以中医“四明”文化观为科室建设重要内容，对于培养名医、打造名专科奠定了坚实的文化基础，也是加强中医医院文明科室建设的重要举措。科室建设的好与坏，决定了一所中医医院的医疗技术水平、综合服务能力和整体想象构成，是中医医院建设发展的重中之重。每一个科室都是一个窗口，都会在医疗服务过程中，为广大患者留下深刻的印象，这种印象的好与不好直接影响中医医院的社会评价，决定了中医医院的竞争力与影响力。加强科室的文化建设，既可以展示不同科室的自身特色，也更能够通过文化建设提高医护人员的思想、文化与道德素养，促进医疗技术水平与专业技能优势的提高。中医“四明”文化观在科室建设中，使每一名医务工作者明确了成才之路，增强了职业责任感和使命感。

2. 中医“四明”文化观，增强了科室医护人员的团队意识

中医“四明”文化观作为中医医院文化建设的重要内容，有利于处理集体与个人、领导与职工、职工与职工、医务人员与患者之间的关系。中医“四明”文化观倡导的医务人员要“明情理”，以中医药文化特有的人文理念和现代人文情怀对待每一位患者，仁爱、仁心、仁术，关爱、关心、关怀，构成和谐、理解与尊重的新型医患关系。这种理念与情怀久而久之就会深入到医护人员的思想、心灵与情感之中，成为每一名医护人员的道德标准、行为准则和文化修养，就会在工作、学习与生活当中成为一种良好的习惯与自觉行为，无论在何时何地都不会计较个人得失，就能够以大局利益为重、以患者为重，把热爱中医药事业落实到爱岗位、爱患者上来。就会将个人融入科室这个团队中来，为创一流科室、打造名专科，去努力工作、奉献力量，为团队增光添彩。

中医“四明”文化观，对于建立良好的人际关系发挥着积极的作用。医务人员与患者之间沟通交流顺畅，不仅可以避免误会，还可以消除可能会发生的纠纷。建立良好的人际关系，就能使科室所有人员心往一处想、劲往一处使，即使工作再累心情也会舒畅。中医“四明”文化观促进了人与人之间的信任感、依存感，增强了科室凝聚力和约束力，形成一个团结和谐向上的人际关系，增强了合作互助与奋进的团队意识。

3. 中医“四明”文化观，促进了“名专科”的建设与提升

“名专科”是中医医院“三名战略”中的重要环节，也可以说是“名中医院”的骨架，没有众多的“名专科”，“名中医院”也就无从谈起。因此，如何加强科室管理，促进“名专科”建设，是一个老生常谈的问题，也是一个新课题。随着医学科技的不断发展，医疗技术的不断提高，医疗手段的不断更新，还有患者对治疗效果的不断期盼，都为加强科室管理不断提出新要求。所以，科室管理单纯依靠完善制度是远远不够的，需要不断随着时代发展的要求、医疗市场的变化加强科室建设去打造“名专科”、去提升“名专科”，就要不断地探索新途径和新方法。

理念更新是一个重要的前提，文化培育是一个永恒的主题，中医“四明”文化观为“名专科”建设与提升注入了新的活力，从理念上提出了“名医”首先是“明医”，从途径与方法上选择了要从培养“明医”入手。从一定意义上讲，“名医”有着时间性与局限性，而“明医”则具有时空性与永恒性，中医“四明”文化观，无论是在中医医院科室管理，还是在“名专科”的建设与提升上，都具有理论与

实践意义，在促进“名专科”的建设与提升中起到积极的促进作用。

（四）中医“四明”文化观有利于提升中医医院的核心竞争力

医院文化是医院支配一切管理活动的灵魂，是医院的核心竞争力。医院文化作为社会主义先进文化的重要组成部分，是医院发展的强劲引擎和提高医院核心竞争力的动力源泉。

1. 中医“四明”文化观扩大了中医医院的社会知名度和美誉度

中医药“四明”文化观是一种以人为本的管理理念，具有导向、育人、激励、凝聚以及对医务人员行为约束等功能，在培植健康的医院精神、价值理念、道德风尚，打造独特的专业优势、核心技术、医疗服务能力、组织管理能力，改善医疗环境等方面发挥着重要的作用。良好的医院文化不仅为广大患者带来了优质高效的医疗服务，更为中医医院的核心竞争力提供了不竭的原动力。中医“四明”文化观所蕴含的价值观念、伦理道德、人文精神具有重要的理论与实践价值。 中医“四明”文化观所遵循的“天人合一”的整体观与科学发展观的价值理念是一致的。中医“四明”文化观所倡导的“悬壶济世、大医精诚、以人为本”的伦理道德有利于社会和谐，对提升医疗服务质量将起到积极的促进作用。因此，中医“四明” 文化观对于中医医院探索医疗改革、开拓中医药事业具有不可替代的作用。

中医药的很多优势是通过中医特色体现出来的，因此中医特色是中医药真正的生命力所在，保持中医特色就成为势所必然。在中医医院文化建设中，突出传统中医药文化的特色，努力引导每一个中医医护人员拥有中医“四明”情怀，勤求古训，熟读经典，积累深厚的中医基础理论知识，灵活运用经典指导实践，用精湛的技术服务于广大百姓，对于打造中医医院特色品牌，提高核心竞争力有着重要意义。同时利用中医“天人合一”的思想和治未病的理论，可以开拓广阔的养生保健市场，最大限度地满足现代人注重生活质量的需求。通过中医药文化特色与中医疗法的优势赢得良好的社会评价，不断扩大中医医院的美誉度和知名度。

2. 中医“四明”文化观有助于中医医院更好地发展

中医“四明”文化观，是凝结着浓厚的中医药文化底蕴，突出中医药文化特色，能够激发全体员工的责任感，提高员工的积极性，增强员工的凝聚力、向心力和事业心，将各种有力发展的力量融入一个既发展中医医院又发展个人的共同方向上，培养中医医院的共同价值观和医务人员的共同情感，使中医医院成为一个生机勃勃的、奋发向上的，能够适应各种艰难环境、克服一切困难的有机整体。中医“四明”文化观能够起到凝聚人心、促进创新，提高中医医院的服务质量和服务效率，推动医院可持续发展，从而提高医务人员和人民群众的获得感。中医医院承担着救死扶伤、治病救人的崇高使命，中医医院文化的作用，就是着眼于提高中医医院所有员工的文化修养、思想素质和道德水平，更好地为人民健康服务。

一般意义上讲，中医医院文化是中医医院价值观在其指导思想、经营理念、管理风格和行为方式上的反映。具体来讲，就是指中医医院在中医药文化传承中，结合地域文化特色中逐步形成的具有自身特色的价值观念、基本信念、管理制度、行为准则、工作作风、人文环境以及与此相适应的思维方式和行为方式的总和。中医“四明”文化观可以融入于中医院的医院精神、服务理念、规划目标、发展战略等方面。从中医医院管理、医疗服务、医患关系、医院建设等各方面将其作为重要组成部分。在中医医院的各个环节中、各个层面上形成人性、关爱、奉献、服务的人文品质，从而全面提高全体医务人员的职业道德素质、加强医德医风建设，提升中医院的核心竞争力。

中医“四明”文化观是中医医院管理思想的一种体现，是管理实践经验的科学总结，体现在职工整体素质和中医医院特有文化氛围上，尤其突出表现在中医医院的形象之中。中医医院文化是中医精神的体现，它是中医医院的灵魂。中医医院文化是中医医院价值观的体现，而中医医院的价值观就是通过弘扬中医药文化、发挥中医药特色和优势，满足广大患者日益增长的健康需求，从而取得较大的社会效益。中医医院文化是医务人员的行为规范，是协调医院与社会、医院与个人利益关系的准则。中医医院文化代表一个医院的发展方向和医院广大职工共同努力所能实现的期望，是激励医院职工的行动纲领。中医医院的改革发展就是与社会、经济发展相适应，不断推进中医药事业的振兴，满足人民群众的就医需要。中医医院改革发展就是与患者之间和谐，医护之间和睦，就是要注重提高中医药治疗水平，在传承中创新中医药科学。也就是说，中医“四明”文化观，对于中医医院的改革发展有着重要的现实意义。

二、中医“四明”文化观对于中医医院“三名战略”发展具有实践意义

实践是检验真理的唯一标准，而思想观念决定了实践的方式。中医“四明”文化观为“三名战略”的深入发展，不仅提出了新的理

念，并具有重要的现实意义。

（一）中医“四明”文化观为培养名医提出了新思路

“名医”是一所中医医院最有影响力的品牌，而中医医院如何培养更多的名医，既要有正确的培养理念作为指导，又要有正确的培养途径，才能够培养出既有高尚的中医情怀与中医精神，又有扎实的中医理论基础与实践技能，还有着诊疗专长和特殊疗效的名医。中医“四明”文化观作为医院的一种文化软实力，对中医医院名医的培养提出了新思路，不仅是名医怎样培养、培养什么样的名医，而且重要的是为名医的培养在理论与实践上更具有现实意义的培养方式。这就是从中医药文化经典中吸取了中医药人才培养注重中医情怀与中医精神的文化熏陶，将造就“明医”作为“名医”培养的新途径。自古以来，历代中医名家都是怀有“悬壶济世”的朴素的中医情怀，崇尚大医精诚的中医精神，秉承“仁者仁心仁术”的中医品格。“省病诊疾，至意深心，详察形候，纤毫勿失，处判针药，无得参差”，孙思邈在《大医精诚》里的这段话，就是告诫从医者照顾患者、诊断疾患，要用最大的心思，寄予很深的关心，详细考察表征迹象，一丝一毫不能有过失，开药下针，不能有任何偏差。这就是“明医”所具有的情操，在其眼里只有患者而无高低贵贱之分，不仅会尽自己所能去为患者诊治疾病，更会用至高无上的医德去温暖被疾病所折磨的痛苦心灵。由此可见，明医不会为“名”所累去追名逐利，更不会做一个盛名之下其实难副的庸医，坚守职业操守、救死扶伤与无私奉献才是明医的一生不变的选择。“名医”不一定都是“明医”，而“明医”一定是“名医”，中医“四明”文化观，为中医医院造就“名医”不仅仅提出了新的理念、新的思路，更是选择了正确可行的新途径。

（二）中医“四明”文化观为创名科、建名院奠定了坚实的基础

“名科”的前提是要有“名医”，“名医”是“名科”的基石，有了“名医”作为基石才能够构建起“名科”，这是不言而喻的。但是，这只是简单的一种理解与认识，也就是说“名科”不仅仅需要“名医”，因为构成“名科”不是简单的有一两位“名医”，而是围绕“名医”的培养，逐步探索出富有鲜明特点的中医传承方法、富有自身特色与优势的中医疗法，还有与“名科”建设同步发展的文化理念、人文情怀等标志性的文化符号。中医“四明”文化观作为中医药文化的传承与创新，不仅为“名医”的培养提出了新思路与新方法，也为创“名科”注入了新的活力。“名科”是一个优秀的、高效率的医疗团队，这个团队的优秀不光体现在诊疗水平，更体现在是否能够团结合作、有着共同的价值观，是否有相一致的目标追求、有着一样的人文情怀。这不仅需要加强思想教育去解决问题，也需要优秀的文化熏陶去培育。

中医“四明”文化观对于“名科”建设，即对“名医”培养提出了新的思路与方法的同时，也为“名科”的团队建设提供了新的文化理念与文化视野，可以提高团队所有成员的文化修养、思想素质和道德情操，形成健康向上、奋发进取的团队精神，这是“名科”应具有的品质和风格。如果说“名医”是“名科”的基石，“名科”就是“名院”的基础，基础实不实、基础牢不牢，决定了“名院”是否能够建立起来。一种文化观对一所医院的建设发展，从管理制度、人才培养、文化环境和人文情怀以及一所中医医院的医疗水平、服务质量

等，都有着密不可分的影响和作用。为此，中医医院文化建设成为中医医院发展战略的重要组成部分，视为不可或缺的发展动力，被称为核心竞争力是有深刻道理的。也就是说，忽略了中医医院文化建设，中医医院的发展就会滞后，就不能够适应改革的需要，出现这样或那样的问题也就是必然的结果。

一所不重视文化建设的中医医院，就没有了灵魂，就失去了精神，就没有了共同的价值观、共同的目标与共同的理想，没有了统一的思想、统一的意志与统一的行动，问题就会层出不穷、矛盾此起彼伏，那将会是什么样的可怕局面。医护人员的心逐渐散了，医疗市场份额逐步萎缩，人才就会随之流失，患者就会随之远离。没有文化的中医医院医护人员是看不到希望、不会有梦想的，也就不会有幸福感与责任感。同样，没有文化的中医医院，患者是不会有信任感与依赖感的。反之，一所有着深厚文化底蕴、良好文化环境与鲜明文化特色的中医医院，则在改革发展的道路上有着不懈的动力，在这里工作的医务人员每一天都是迎着希望、走向梦想，幸福指数在奋斗中逐步提升，责任感与使命感在患者的肯定中日益增强，中医医院也就会在社会的需求与信赖中做大做强，这就是文化的魅力与力量。

中医“四明”文化观对中医医院“三名战略”的深入发展，从理念上、思路与途径上，从中医医院文化建设与中医药文化传承创新的角度有了新的理解与诠释，起到了积极的推动作用，也为中医医院重新规划布局“三名战略”奠定坚实的基础。围绕“三名战略”的推进，在加强中医医院文化建设的同时，加大人力、物力、财力的投入，以中医“四明”文化观为导向，确立新目标、制定新政策，进一步提高服务质量、扩大中医药特色和优势。进一步优化结构，建立起更为科学规范的“名医”培养与“名科”建设的全新的机制，切实把中医医院打造成“名医”辈出、“名科”众多，中医医院医疗水平更高、服务治疗更好，中医药特色优势更强的“名院”。以中医“四明”文化观为导向，还可以改变一些人原有的错误意识与不正确的观念，正确理解充分认识到树名医、创名科不是某个人、某个科的事情，不是一个时期的任务、一个阶段的工作，而是中医医院发展的长远大计。走“明医”之路成为“名医”应该成为每一名医生的一生志向和追求，建设“名科”成为独树一帜中医诊疗名科，应该是每一个医疗科室的奋斗目标和方向，“名院”就会成为中医医院所有医护人员的光荣与梦想。中医“四明”文化观在无形当中，凝聚起所有员工的共识与力量，激发起为梦想奋斗的豪情和斗志，更重要的是点燃了他们心中为中医药事业振兴的新希望，努力拼搏开创新局面，在新时代新征程上有新作为、新贡献，谱写出奋斗人生幸福的新篇章。

（三）中医“四明”文化观为“三名战略”发展营造了浓厚的文化氛围

文化氛围是中医医院文化建设的一种状态，能够让人们所见、所听，进而所思和所干，注重中医医院文化建设将是推动“三名战略”发展的永恒主题，也是传承创新中医药文化的重要组成部分。营造良好的中医医院文化氛围，是深入推进“三名战略”发展的一项长期任务。通过突出中医医院文化主题，使中医医院文化的核心价值观成为医护人员的一种行为自觉、道德自觉与情感自觉，让患者在这种文化氛围中熟悉、了解与感知到中医医院特有的人文环境，自觉产生对医护人员的信任感、依赖感与亲切感，对中医医院的医疗水平、服务质量和医风医德很是放心、安心进而充满信心。中医“四明”文化观有助于形成中医医院富有中医药文化内涵的文化生态，在中医医院建筑、环境、制度，以及员工的言行举止等方面都能体现文化的特色，文化就成为中医医院的自然环境、人文环境的重要组成部分。

中医“四明”文化观以其文化特质，为“三名战略”发展的深入推进融入了中医医院文化的表象和内涵，形成了生动而富有活力的文化氛围。也正是这种良好的文化氛围，为中医医院构建和谐医患关系、加强医风医德建设带来了新变化。中医“四明”文化观所形成的文化氛围，不仅有助于培育高质量的优秀中医药人才，其所拥有的人文性逐步使中医医院医务人员更加懂得亲近患者、理解患者与善待患者，所从事的任何医疗活动都会从患者的利益出发。在诊疗过程中自始至终都能够与患者保持平等的关系，不间断进行持续、有效的交流，为其疏导情志、调节情绪，为患者祛除病痛，营造和谐互信的良好医患关系。中医“四明”文化观，传承了中华民族优秀传统文化的思维方式、人文情怀，深入挖掘优秀传统文化的道德价值，并赋予了新的时代内涵。中医“四明”文化观，使中医医院的文化建设与“三名战略”发展有机地融合在一起，并为中医医院的改革发展创造了所相适应的文化氛围，必将为“三名战略”的发展起到强有力的推动作用。环境体系的建立，必须是要与中医医院改革发展相吻合，与所有医护人员应具有的共同价值观相吻合，与服务社会和人民群众的诉求相吻合，还要与中医医院文化建设目标方向相吻合，中医“四明”文化观正是适应了四个相吻合的要求。

“三名战略”是中医医院改革发展的一项重大举措，在医疗改革不断深化的今天，医疗环境也在随之发生着潜移默化的变化，新的问题与新的矛盾在改革的过程中出现也是必然的，要解决好出现的问题与矛盾，进一步优化医疗环境是极其重要的。优化医疗环境最重要的是使医护人员在医疗改革中，更能够激发出敬佑生命、救死扶伤、无私奉献、大爱无疆的情怀与精神，更高水平、高质量地为人民群众服务。中医医院要从氛围与环境上，为医护人员的成长成才、传承创新中医药科学，在研究探索中医新理论、新技术与新疗法上创造更好、更多的有利条件和优良环境。同时，要为患者提供更加优质的医疗服务，方便患者就医看病、健康咨询，小到每一个微笑、每一句温馨的话语，大到每一处服务设施、鲜明的文化符号，都是优良环境的重要体现。中医"四明"文化观，也正是从内涵到外延为中医医院优化医疗环境提供了新理念、新思路与新途径，也更加为中医医院深入推进"三名战略"创造优良环境奠定了文化基础。

中医医院文化建设是一项长期的系统工程，优化环境也是一个不断推进的任务，需要在传承的基础上适应改革发展的要求不断有所创新，在深化医疗改革的过程中更需要用新理念与新途径加强环境建设。中医"四明"文化观，是在真正认识到中医医院文化建设的内涵与外延的基础上，以继承传统中医药文化精髓为根本，"继承不泥古，发展不离宗"。坚持"以人为本"优化环境、加强建设，积极营造适合人才成长与发展的氛围与环境，激励人才最大限度地发挥潜力，实现个人价值与社会价值的有机结合。真正做到人尽其才、才尽其用，培养造就出符合新时代要求、人民群众满意信赖的"名医"，有了这样的基石，中医医院的"名科"就会应运而生，"名院"的目标就会实现。

（四）中医“四明”文化观为“三名战略”发展创造了优良环境

文化氛围与环境状况密切相关，在一定程度上讲，一种文化氛围直接影响环境的一种状态。“三名战略”的实施与推进，需要一个能够保证其顺利发展的客观环境，这种优良环境的创造是中医医院需要倾心打造的文化理念、文化氛围与文化载体，使之形成完整的环境系。这种以中医“四明”文化观为导向，加强文化氛围与优化环境建设，不仅提高了医护人员的素质，提升了服务质量与水平，推进了“三名战略”的深入发展，而且还能够塑造出中医医院良好的公众形象，不断提升美誉度和知名度，成为人民群众满意的医院。由此，创造出中医医院深化“三名战略”、推进自身建设发展的优化环境是十分重要的。

三、中医“四明”文化观促进中医医院“三名战略”发展的现实意义

（一）中医“四明”文化观适应了“三名战略”发展的时代要求

随着我国综合国力的不断增长、医疗改革的不断深化，医疗市场的竞争不再是简单的医疗单位医疗技术和医疗设施“硬实力”竞争，逐步转变为服务理念和文化建设的“软实力”竞争。中医医院作为以中医药治疗为主的医疗机构，为患者提供医疗救助，满足人民对生命健康需求的同时，更是认识和了解中医药的重要场所。中医“四明”

文化观的提出，探索出了一种能够充分发挥中医药学术特点和中医药文化特色的中医医院管理模式，这与“三名战略”的目标、建设与发展是相一致的，也可以说是适应了“三名战略”在新时代发展的要求。中医“四明”文化观进一步坚实了中医医院核心竞争力的基础，提出了中医医院文化建设的新理念与新思路，探索出了新方法与新途径，为“三名战略”在新时代的发展提供了可行的、有力的文化保障。随着中医“四明”文化观的理论完善与实践探索不断深入，一定会更加彰显出中医药文化在传承创新中鲜活的生命力。

中医“四明”文化观，既然适应新时代“三名战略”发展要求，也会为中医医院的改革发展带来无限生机。当今世界任何自然科学与人文科学的联系越来越紧密，中医药学不是单纯的自然科学，是自然科学和人文科学相结合的一门博大精深、源远流长的生命科学。中医药学的发展与其他科学一样，都离不开人文素质教育，中医药学与人文科学具有内在的、必然的联系。现代医学研究表明，人类的健康和疾病不仅与人的生理因素有关，也与心理因素、社会因素、环境因素有很大关系，因此仅仅从生物学角度认识和对待现代医学健康和疾病问题是远远不够的。对于一名医务人员来讲，除了具备高超的医疗技术以外，还必须具有一定的人文素养，懂得尊重、理解、关爱和抚慰患者，有良好的沟通能力，有强烈的爱心和同情心，医德和医术同样重要。因此，从这个意义上讲，中医“四明”文化观是随着时代的发展，为“三名战略”在新时代深入发展中赋予了丰富的人文情怀、人文素质与人文关怀的具有中医药文化特有的人文文化内涵，这是中医“四明”文化观适应“三名战略”发展时代要求的重要体现。

（二）中医"四明"文化观丰富了"三名战略"的文化内涵

中医"四明"文化观与"三名战略"具有不可分割的内在文化联系。"三名战略"为中医"四明"文化观的理论产生与实践提供了丰厚的土壤与搭建了平台。中医"四明"文化观为"三名战略"的深入发展，提出了新的理念与思路，探索出新的方法与途径，特别是在中医药文化对"三名战略"的发展指导、方向把握上具有独到的见解，初步形成了系统的理论与实践研究成果，可以说中医"四明"文化观丰富了"三名战略"的文化内涵。特别是在"名"与"明"之中诠释大医精诚，筑造"明"医典范的理念，对于"三名战略"中"名医"培养，更是对中医药文化的创新之说。

中医药文化蕴含的丰富的人文精神，是培养现代"名医"不可或缺的重要内容，从思想素质到道德修养，从职业操守到行为规范都有着极其重要的意义。中医药文化中的人文精神，从古至今一直都是历代名医名家所具有的品行情怀，在今天又赋予了新的内涵，这就是时代精神与中医精神。新时代的"名医"就应该是具备中医"四明"文化观的"明医"。中医药文化蕴含着很强的珍爱生命意识与敬佑生命的理念，这是"名医"必须具备的人文情怀，而"明"医才会有这样的文化凝练与升华，成为医者的道德规范品行与修养。"明医"既是高水平医生的实力证明，更是医者中道德高尚的典范。中医药学是在汲取了古代哲学、社会学、天文气象学、心理学、伦理学等多元学术内涵基础上产生发展的，这种鲜明的文化属性深深地影响了以后中医药学的构建和走向。

在当今自然科学飞速发展的时代，促进了传统的中医药学理论的传承与创新发展，使之有效融入和接纳现代的科学技术方法，以现代医学科学内涵和时代特征实现有机结合，是中医药学乃至整个生命科学的重要课题。从理论体系来看，阴阳五行、藏象经络、病因病机、诊法辨证、治则治法、养生康复一以贯之，理法方药浑然一体、丝丝入扣。在研究、发展、弘扬中医药的过程中，中医“四明”文化观在理论与实践上都具有重要意义。通过明学理提高认知能力，懂得为什么而学、怎样去学，才能不断精通中医药学经典，掌握传统与现代诊疗技术，不断提高医疗技术质量，为建设名科、名院贡献自己的一份力量。中医药学的理论与实践，是千百年临床经验的总结、积累、提炼与升华，文献典籍浩如烟海，源远流长，博大精深。只有明医理、刻苦钻研探究，才会达到融会贯通的境界，并用以指导临床实践。明医理要成为医务工作者的一种执着的信念，有了这种信念才能够做到“书山有路勤为径，学海无涯苦作舟”，才能够真正成为悬壶济世、妙手回春的“明医”。

对于中医医院而言，有了这种文化观，才能够传承中医药科学的精髓，强化中医药文化理念、树立中医医院品牌，积极探索在新形势下符合中医药学术规律、有利于发挥中医药特色优势，不断提高服务水平以满足人民群众的就医需要。懂得尊重、理解、关爱和抚慰患者，有良好的沟通能力、强烈的爱心和同情心，是每一位医务工作者应具备的人文素质，这是生命科学属性的内在要求。中医药文化有着丰富而独到的人文思想、人文理念与人文情怀。中医被称为“仁者仁心仁术”，其重要原因就是中医历来注重人文关怀，这就是我们说的明情理。孙思邈在《大医精诚》里对明情理精辟的诠释告诫从医者看顾患者、诊断疾患，要用最大的心思，寄予最深的关心，详细考察表证迹象，一丝一毫不能有过失。一个明情理的医生，眼里只有患者而无高低贵贱之分，不仅会尽自己所能去为患者诊治疾病，更会用至高无上的医德去温暖被疾病所折磨的痛苦心灵。有了这种明情理文化理念，才能够处处体现出“一切为了患者，为了一切患者”，真正做到“想患者所想，急患者所急”，成为患者温暖的康复家园。才能够真心与患者相处，建立和谐医患关系。中医医院就会提升医疗服务理念，坚持以患者为中心，完善各项服务流程，尽最大可能满足患者就医需求，转化成为全体医护人员共同的职业操守与职业道德，并以此赢得患者最大的理解与信任，这对名科、名院的建设将起到积极的推动作用。

现代医学模式要求医者广泛关注环境、关注社会、关注心理，达到生理、心理和社会的完善与统一。常言道“不讳疾忌医”，患者是这样，医生也应该这样，正确看待自己在医疗工作中所存在的差距与出现的问题。作为医生在治疗过程中要有一种坚持真理的精神，善于听取同事的意见，不要碍于面子坚持自己错误的观点与做法。同时，医务人员更要有社会责任感，在与患者交往交流中积极传播社会的正能量，特别是在医疗改革的不断深入过程，更要宣传好国家有关政策，惠及百姓、惠及民生的重大举措。有了这种文化观，医院的每一位医护人员，就会自觉地去弘扬中医药文化，宣传普及中医养生知识，让伪中医没有任何市场，从而引导人们在中医理论的指导下热爱生命与关注健康。同时，也要将“惠及民生，服务群众，奉献社会”作为医院和医务人员责无旁贷的责任，为健康中国、提高全民族健康水平做出更大的贡献。

（三）中医“四明”文化观清晰了“三名战略”发展的目标

“三名战略”是为了弘扬中医药文化，充分发挥中医药优势和特色，在服务人民群众医疗保健、养生康复的需求中发挥特有的作用，为振兴中医药事业所采取的重大举措。名医、名科与名院是战略发展的基本目标，而根本目标就是通过这些基本目标的实现，使中医药文化通过实施“三名战略”焕发出的更强生命力，在生命科学的探索研究中将传统医学、现代医学有机地结合起来，为中国和人类健康事业做出更多更大的贡献，让中医药文化在新时代更加发扬光大，中医药事业再创新的辉煌。为实现这一目标，必须要培养造就一大批优秀的中医药人才，特别是年轻的优秀中医药人才，这是一个极其不容忽视的问题。在中医药人才培养的问题上还存在着许多亟待解决的问题，对中医药文化的认知还不够深刻，对中医药经典学习还不够深入，以及对中医药文化的情感还不够深厚，对中医药人才的培养模式探索研究还不够深度等问题，对中医药人才的培养，特别是年轻的中医药人才培养都产生了不同程度的影响。

中医“四明”文化观在一定程度上，解决了用中医思维培养优秀中医药人才的问题，用中医药文化的经典学说引导所培养的中医药人才，应具有的文化理念、人文情怀与中医精神，从而形成正确的职业价值观。中医“四明”文化观在培养“名医”的过程中，比较好地解决了两方面的问题，一方面是防止个人价值取向的偏移，模糊了争当“名医”的人生目标，选择一辈子走“明医”之路。另一方面是改变心浮气躁、走捷径的心态，沉下心来研究学问，在浩瀚的中医药经典和前人实践经验的基础上，发扬光大中医药文化。中医医院应以中医“四明”文化观为全新理念与思路，不断探索“三名战略”发展的全新方法与途径，清晰地制定出不同阶段的发展目标、相应的具体保障措施，使“名医”培养制度与方式更加科学，在条件与环境上更加优化，“三名战略”就会不断取得新成效、实现新目标。由此可见，中医“四明”文化观对于促进“三名战略”的深入发展，推动中医医院改革发展具有重要的现实与深远意义。

中医“四明”文化观
与中医医院文化建设

论中医“四明”文化观
LUNZHONGYISIMINGWENHUAGUAN

医院文化作为社会主义文化的重要组成部分，是医院发展的强劲引擎和提高医院核心竞争力的动力源泉。一般意义上说医院文化是医院支配一切管理活动的灵魂，是医院的核心竞争力。那么，医院文化的内涵是什么？中医医院文化的内涵是什么？这是我们应先回答的问题。

一、医院文化的内涵与中医医院文化的内涵

（一）何谓医院文化

对医院文化内涵的探讨，学术界专家、学者的观点异彩纷呈。目前，国内对医院文化的概念有不同的论点，如群体意识说、物质精神结合说、文化管理模式说等。有的学者指出，医院文化是长时间发展的共同意识、价值观念、行为规范、道德准则以及职业道德的结合体，其需要一定的经济条件作为基础，根据医院自身情况发展形成的一种群体文化。优秀的“医院文化”是提升医院竞争力的关键，是医院软实力中最核心的内容。百度百科的解释是，医院文化分为广义的医院文化与狭义的医院文化。广义的医院文化，泛指医院主体和客体在长期的医学实践中创造的特定的物质财富和精神财富的总和。其中，包括医院硬文化和医院软文化两大方面。医院硬文化主要是指医院内的物质状态，比如医疗设备、医院建筑、医院环境、医疗技术水

平和医院效益等有形的东西，其主体是物。医院软文化是指医院在历史发展过程中形成的具有本医院特色的思想、意识、观念等意识形态和行为模式，以及与之相适应的制度和组织结构，其主体是人。医院硬文化是医院软文化形成和发展的基础，而医院软文化一旦形成则对医院硬文化具有反作用。狭义的医院文化，是指医院在长期医疗活动中逐渐形成的以人为核心的文化理论、价值观念、生活方式和行为准则等，即医院软文化。

综合专家、学者的观点给医院文化定义，我们认为医院文化，是医院在谋求自身生存和发展的长期的医学实践过程中，在一定的民族文化传统、地域文化特色中逐步形成的具有本医院特色的特定的物质财富和精神财富的总和。包括医院硬文化和医院软文化。医院硬文化主要是指医院内的物质状态，包括医疗设备、医院建筑、医院环境、医疗技术水平和医院效益等有形的东西。医院软文化，是指具有本医院特色的特定的价值观念、基本信念、道德情感、道德规范、规章管理制度、行为准则、思想作风、工作作风、审美情趣、人文环境以及与此相适应的思维方式和行为方式的总和。并逐渐为全体员工所认同的群体意识，是医院作为一个特殊的社会组织的价值观在其指导思想、经营理念、管理风格和行为方式上的反映。具体表现在院训、院歌、医院口号、审美情趣、人文环境等各个方面，是医院在特定的经营管理活动中结合自身实际和社会的需要不断总结、训练、培育和提升的结果。

（二）何谓中医医院文化

现阶段中医医院文化的内涵主要包括：一是物质文化。医院建筑、医疗设备、服务设施等均属于医院物质文化范畴。物质文化是医院塑造良好形象的基础保障，是展示与传播中医药文化的重要平台，也是能充分体现医院的宗旨、突出中医药文化特色的良好平台。二是制度文化。指医院的组织机构、管理制度、医院价值观、行为准则等。制度文化是医院文化的重点与基础。医务人员价值观的培育，中医医院的有序、高效运作与制度文化建设密不可分。三是行为文化。医院发展过程中医护人员的诊疗行为、职业教育、中医教学传承、中医保健与养生、科研教育、言语仪表、礼节仪式、娱乐活动、人际关系等，是中医医院文化内涵的重要组成部分。实践证明，不断完善行为文化规范体系，形成富含中医药文化特色的服务文化和管理文化，可以促进医院服务质量和服务效率的不断提高。四是精神文化。指医院价值取向、发展战略及目标、员工的道德情感与道德规范等，受社会文化的影响，处于医院文化建设中的核心与灵魂，是医院发展的动力，决定医院发展方向，是提升医院竞争力的关键，是医院软实力中最核心的内容。在中医医院价值取向、发展战略及目标中要坚持以中医药为主的办院方向，要以中医药为特色，要弘扬和创新中医药文化，提高中医医院的核心竞争力。

二、加强医院文化建设的作用

我国的卫生医疗事业发展的实践证明，优秀的医院文化是提升医院竞争力的关键，是医院软实力中最核心的内容，是医院求得生存和发展的精神支柱和原动力。可见，加强医院文化建设作用重大。主要体现在增强医院的竞争力，促进医院可持续、和谐发展，促进社会主义和谐社会建设等方面。

（一）加强医院文化建设能促进增强医院的核心竞争力

医院文化建设是一个系统工程，也是一个长期的过程。医院文化建设要获得成功，一般的做法是，根据区域卫生规划、经济社会发展以及中医药事业发展的新形势，对医院发展进行战略规划，在广泛调研、充分论证的基础上，制定一个科学合理的医院文化建设战略。所谓的战略是指那种应用于整个组织，为组织设定的总目标。除了制定一个科学合理的医院文化建设战略外，还要明晰医院文化发展的思路；确定医院服务理念、医院精神，抛弃传统管理模式的弊端，不断提高广大管理者、医务人员的素质，充分调动他们的积极性，发挥他们的才能和创造性等。对广大中医医院的文化建设而言，要贯彻落实国家中医药管理局提出的“名院、名科、名医”战略，努力践行社会主义核心价值观，弘扬中医药文化核心价值，积极传播中医药文化，建立健全既保障又充分发挥中医药特色优势的各项规章制度，注重将中医药文化融入其中，将各种行为规范通过制度固定下来。培育医院的共同价值观，使医院成为一个生机勃勃的、奋发向上的有机整体，激发全体员工的热情和干劲，形成医院的凝聚力和向心力，提高医疗服务质量，彰显中医医院特色，形成医院品牌与增强医院核心竞争力。

（二）加强医院文化建设能促进医院可持续、健康发展

医院文化建设是既要注意医疗卫生行业的特征，又要结合医院自身实际特点，并在长期发展过程中积淀的价值理念体系、制度行为体

系以及品牌形象体系的总称。有专家指出，我国有以北京协和医院为代表的文化统领型医院。协和医院将“教授、病案、图书馆”作为医院的“三宝”，是该院“严谨、求精、勤奋、奉献”文化精髓的具体体现，将文化作为引领医院或企业发展的切入点或抓手，并长期坚持与坚守。实践表明，医院只有加强自身文化建设且形成优秀的医院文化，才能形成和谐的医院氛围。优秀的医院文化能够重视人性化管理，这种管理理念主要突出的特点就是通过心理、情感等因素实现柔性管理，关心员工、尊重员工，对员工的工作给予帮助与鼓励。重视医生的工作环境、劳动强度、心理压力，医院管理者理解、体谅一线工作的医护人员，加强对他们的人文关怀与心理疏导，激发他们工作的热情，使医院思想政治工作所具备的推动医院健康发展的作用充分发挥出来。

医疗卫生事业的发展第一要素就是人才队伍的培养，培育高质量的优秀的中医药人才队伍是医院的核心，是医院的主体和竞争力所在，优秀的医院文化能使广大医务人员增强弘扬中医药文化核心价值、践行社会主义核心价值观的主动性与自觉性。优秀的医院文化凝练了特色的医院精神，富有感召力，具有提升医院职工的凝聚力和向心力作用，有利于提升医院知名度，树立良好的医院形象，有利于增进医院的社会效益和经济效益。优秀的医院文化还能与思想政治教育等方面内容有机相融合，对内尊重员工，满足员工真实而合理的需求，营造和谐的文化氛围；对外为患者建立起人性化、方便、温馨、优质的医疗人文服务环境，尊重患者，以人文关怀善待每一位患者，构建和谐的医患关系，能促进医院可持续、健康发展。

（三）加强医院文化建设能促进社会主义和谐社会建设

加强医院文化建设且要形成优秀的医院文化，医院管理者要从本地区发展的实际出发，积极承担有关管理部门下达的各项任务，积极承担医院的社会责任，能有效促进医院的社会公益责任转化为全体医务人员的实际行动，全力解决老百姓“看病贵、看病难”问题，塑造医院良好的社会形象。一些医院组织医务人员深入农村、社区、企业、学校开展义诊咨询、举办医药科普讲座、展示科普宣传展板、发放医药科普宣传资料，面对面解答群众的健康问题，给出健康指导。特别是许多中医医院，以中医中药进农村、进社区、进家庭为切入点，采取群众看得懂、听得懂的形式，积极开展中医药文化推广活动。这些活动提升了医院在社会中的知名度和信誉度，使医院获得社会多方面的认可，发挥了医院践行社会主义核心价值观的社会功能，对和谐社会建设具有重大的现实意义。

加强中医医院文化建设，已成为国家中医药发展战略的重要组成部分，在加大了促进医疗质量管理力度，提高医疗质量管理的规范化、科学化、专业化和精细化水平，抓好以提升医疗技术能力为核心的专科能力建设的同时，加强中医医院文化建设能推动医院内涵建设。推动了中医医院的发展建设，不断提高群众对中医医院的信任度和满意度，塑造中医医院良好的社会形象，从而在促进社会主义和谐社会建设中发挥了积极的作用。

（四）加强中医医院文化建设能促进中医药文化传承和创新

对于中医医院而言，加强中医院文化建设有着更加特殊的意义。

中医药文化作为中华民族优秀文化的重要组成部分，承载着中国古代人民同疾病做斗争的经验和理论知识，经过几千年的医疗理论与实践，在历代医家的努力下，不断汲取历代中华文化精华，有效地与人的生命、健康、疾病防治规律相结合，已形成人文与生命科学相融合的系统完整的医学知识体系。加强中医医院文化建设，通过营造浓郁的中医药文化氛围，大力弘扬以人为本、医乃仁术、天人合一、调和致中、大医精诚等理念，即大力弘扬以“仁、和、精、诚”四个字凝练的中医药文化核心价值，深入挖掘传统中医药文化与技术的内涵，使中医的天人合一、整体思维、阴阳平和、辨证论治的思维方式及针灸、推拿等特色诊疗技术得到更好的发挥。有利于传承中华民族优秀传统文化的独特的思维方式、人文情怀，有利于传承中华民族优秀传统文化的人文精神——即以人为本，对人类命运、幸福与痛苦，对人的存在、价值与尊严的强烈关怀和承担责任的精神，有利于中医药文化的自觉自信。

三、中医医院文化建设的现状

医院文化，是美国学者在 20 世纪 80 年代初首先提出并很快流行于世界的一种医院管理思想。它在现代医院管理中，特别是在西方发达国家，不仅已成为医院管理的一种思想、理念和方式，而且已成为医院管理的一种理论和管理科学，是现代医院管理的新趋势和新发展，也是现代医院管理理论体系的一个重要组成部分。改革开放 40 多年来，我国医疗卫生事业及各级医院都得到了长足发展，学者和实际工作的医院管理者对医院文化及其在医院管理和发展中的作用都有一定的认同，各级医院也在不断加强自身文化建设，并取得一定可喜的成就。

（一）中医医院文化建设所取得的成就

1982 年，国家卫生部在衡阳市召开了首次全国中医医院和高等中医药院校建设工作会议，即“衡阳会议”。会议明确了发展中医药事业的指导方针 ：突出中医特色，发挥中医药优势，发展中医药事业。还明确中医、西医、中西医结合三支力量都要大力发展、长期并存的基本方针。衡阳会议是新中国成立以来首次召开的全国中医医院和高等中医院校建设工作会议，开启了中医复兴的新里程，对中医药事业的发展影响深远，具有里程碑意义。会议以后加快了中医机构建设和加速中医药人才培养工作，建立健全符合中医发展规律和特点的规章制度、加强中医专科建设、积极开展中医治疗急症工作、加强中医机构内涵建设等一系列政策举措相继推出，一大批中医医院得到新建或改造，扩大了中医临床基地范围。近些年，党和政府出台了一系列关于扶持和发展中医药事业的政策，给中医药事业的发展注入了活力。中医医疗机构的规模和从业人员达到了历史上从未有过的水平。

据国家有关权威统计数字表明，我国各级中医医院物质文化等方面建设取得了丰硕成果，这是突出中医药文化特色、展示与传播中医药文化的重要平台。在制度文化建设上，各级的中医医院都能研究制定适合本医院的管理制度、医院价值观、行为准则，研究制定门诊、住院、出院等各个环节的服务流程和服务规范，并能建立起医护培训制度、病房日巡查制度等，把医疗服务的情况纳入绩效考核内容，有效地促进了医疗服务水平的提升。在行为文化建设与精神文化建设上，不断完善行为文化、精神文化规范体系。不断强化医护人员的诊疗行为、职业教育、中医教学传承、中医保健与养生、科研教育、言语仪表、礼节仪式、娱乐活动、人际关系等。规范医院各种标识、宣传牌等文化设施，营造一种和谐发展的文化氛围。同时，采取多种有效的形式，大力弘扬中医药文化的核心价值，不断培育社会主义核心价值观，将中医药文化精髓融入医院精神、服务理念，并使其逐步成为职工的自觉行为。经过多年坚持不懈的努力，中医医院不同程度取得了一定的成就。

（二）中医医院文化建设所存在的问题

尽管中医医院在文化建设不断取得新成效，但我们也应看到中医院文化建设所存在的问题。存在的问题主要是：

1. 对中医医院文化建设缺乏足够的认识

相当一部分中医医院的管理者，没有充分认识到文化是一个机构的核心竞争力和统领力，没有认识到文化是中医医院自身发展的潜能和感召力。甚至认为文化工作与思想政治工作是等同的，认为医院的文化建设是党组织和政工干部的事情，与自己行政管理无关。中医医院管理者认知程度的局限性，导致医院文化建设工作没能纳入医院管理工作中，更没有配备专业人员承担医院文化建设的职能。

2. 中医医院文化建设缺乏系统性的规划

有些中医医院在进行医院文化建设时未将医院内部环境与外部环境统筹规划，没有将中医医院文化建设当作一个系统工程来设计实施。不认真统筹考虑全体医务人员的想法，不用心凝练形成符合本医院的共同价值观。由于中医医院管理者对医院文化建设认知程度不高，从而导致着重于设备设施、年总收入、人均收入、床位数、床位使用率、门诊人次等量化指标，着重抓收入、增经济效益，忽视了医院文化作为核心竞争力的重要作用，一定程度上阻碍了中医医院的建设发展。

3. 中医医院文化建设缺乏鲜明的特色

许多中医医院的文化建设只是表面化、流于形式，缺乏内涵、没有特色，很难形成鲜明的文化传承，凝聚成富有自身文化符号的医院精神。提出一些空洞的口号，为文化而不文化，缺乏底蕴而不具生命力、感召力与凝聚力，因此而不被医护人员所理解。有人总结出有关医院文化建设普遍存在的“三没”现象，即没人相信、没人行动、没人坚持的真实现状。一些中医医院将文化视为“会上讲讲、纸上印印、墙上贴贴”的文件或口号，确定的文化内涵“使命、价值观”等，医院管理者自己都讲不清楚，很多员工更不知道其具体内容，更谈不上落实行动了。

中医医院文化建设的最终目的是使医疗、教学、科研、预防、管理质量水平得到提升，构建和谐的医患关系，真正担当起为人民群众提供全方位多层次的健康服务的重担，增强中医医院的核心竞争力，促进可持续、和谐发展，为实施健康中国战略服务，为建设社会主义和谐社会服务。如果中医医院的管理者只是注重本医院的人才队伍、设备设施、年总收入、人均收入、床位数、床位使用率、门诊人次等量化指标，只注重医院的规模、技术力量和科研水平等硬件指标，忽视医院的文化建设，特别是忽视中医药文化的建设，其综合实力难以持久，更谈不上构建和谐的医患关系，真正担当起为人民群众提供全方位多层次的健康服务的重担。

随着时代的进步，互联网技术的不断发展，新媒体、网站等越来越成为中医院文化建设的重要组成部分，也是医院的一个重要文化传播工具。中医医院作为中医药理论与实践的重要载体，医院管理者应探索将网络、新媒体等运用到医院文化建设中。网络、新媒体的应用对鼓励、引导全体医务人员积极参与医院文化建设，自觉弘扬、践行社会主义核心价值，自觉弘扬、践行中医药文化核心价值，医院向广大群众展示医院的文化、形象及特色都具有积极的意义。但是到目前为止，虽然中医医院都有官方网站，但在网络、新媒体上的投入力度小。网站上的信息或不全面或更新不及时，针对中医药文化、科普的宣传内容也很少。中医药文化传承缺失，中医特色诊疗服务不显著。在中医医院的快速发展进程中，医院的规模不断扩大，中西医结合不断提高，中医医院的"医院"功能得到了强化，但有些中医医院中医特色在逐步淡化，医生诊疗病时更多的是依赖医疗仪器的检查、借助于西医理论进行诊断治疗，而不是运用中医的特色优势为患者解除病痛，致使中药的使用率不高，中医药文化传承缺失，中医特色诊疗服务不明显，中医药文化传承与创新没有得到足够重视。

四、中医"四明"文化观为中医医院文化建设注入了活力

中国特色社会主义建设的新时代，要贯彻党的十九大提出的文化发展战略，贯彻落实习近平提出的"中医药是中华文明瑰宝，是五千

多年文明的结晶，在全民健康中应该更好发挥作用”。在践行社会主义核心价值观过程中，在传承和弘扬中医药文化的创新发展过程中，在长期的中医医院管理与文化建设实践中，我们在长期的中医医院管理和文化建设的实践基础上提出了中医“四明”文化观。即，明学理，做到继承创新，教书育人，明辨操守；明医理，做到德技双馨，救死扶伤，明辨笃行；明情理，做到情暖百姓，和谐医患，明辨是非；明真理，做到弘扬中医，惠及民生，明辨真伪。前面我们系统阐述了中医药文化核心价值与中医“四明”文化观两者之间的内在联系，中医“四明”文化观是践行、拓展中医药文化核心价值的重要成果，以中医“四明”文化观推进中医医院培育、践行社会主义核心价值观一定具有重要的现实意义。我们从中医医院文化建设的角度看，中医“四明”文化观在中医医院文化建设中具有助推动力，为中医医院文化建设注入了新的活力。

（一）中医“四明”文化观清晰了中医医院文化建设的实践取向

历史唯物主义认为，实践的观点是马克思主义认识论首要的基本观点。马克思曾指出，“人们的观念、观点和概念，一句话，人们的意识，随着人们的生活条件、人们的社会关系、人们的社会存在的改变而改变”，“物质生活的生产方式制约着整个社会生活、政治生活和精神生活的过程”。马克思主义认为，意识、文化（包括文化的生产和发展）等都源自和依赖于社会实践，社会实践是文化发展得以获得生命力的唯一源泉。因此，中医医院要在医疗、科研、教学等实践过程中，紧密结合医院的发展历史和服务社会定位，不断凝练中医医院精神，提升中医医院的文化建设水平。中医“四明”文化观的提出、实践都源自长期务实的中医药文化传承与创新的实践，践行社会主义核心价值观的与弘扬中医药文化的实践成果总结。

中医“四明”文化观提出，是在中医医院文化建设的实践中，去维护和实现服务对象的根本利益。马克思主义认识论认为，认识或文化这种观念形态具有能动的反作用。我们认为，以中医“四明”文化观为导向，实施推动培养高水平的中医药人才，提高中医医院医疗服务质量，深化中医医院内涵的建设，将中医“四明”文化观贯穿于中医医院的各项工作中，不仅是为中医医院文化建设注入了人性的活力，也为中医医院的发展建设带来新的生机。这是因为，中医“四明”文化观的内涵，体现着马克思主义文化观的政治诉求，遵循着党的十九大提出的新时代文化建设的基本要求：坚持为人民服务、为社会主义服务，坚持百花齐放、百家争鸣，坚持创造性转化、创新性发展。

（二）中医“四明”文化观创新了中医医院文化建设的实践途径

中医药文化的传承与发展，党和国家予以了高度的重视，并采取了一系列的重大举措，对中医医院文化建设不断提出新要求。2011年《中医药事业发展“十二五”规划》要求全国所有中医医院要从核心价值、行为规范、环境形象三个方面开展中医药文化建设。2012年《中医药文化建设“十二五”规划》中提到在全国所有公立中医医院、中西医结合医院、民族医院开展文化建设，加强价值观念、行为准则、职业道德、环境形象等方面的建设。2016 年国务院颁布了《国务院关于印发中医药发展战略规划纲要（2016—2030 年）的通知》（国发〔2016〕15 号），该文件中要求大力倡导“大医精诚”理念，强化职业道德建设，形成良好行业风尚。中医医院文化建设，其核心是中医医院的核心价值的凝练，这是中医医院发展的动力，是中医医院文化建设工作的切入点。中医“四明”文化观的提出找准了中医医院文化建设工作的切入点，中医“四明”文化观宣传与实施紧紧扣住引导着整个中国社会的价值取向——社会主义核心价值观这个大根本，紧紧扣住在我国经济社会转型升级期培育、践行社会主义核心价值观的实践中面临的困境，紧紧扣住中医医院文化建设的实际情况，赋予中医医院核心价值的时代要求、发展所需、群众期盼的新内涵。

中医“四明”文化观的实践内涵，就是践行社会主义核心价值观，遵循着“医乃仁术”的行医宗旨，遵循着以人为本、厚德至善的基本原则，大力弘扬中医药文化的核心价值。通过制定相关制度与规则，深化医院体制、机制改革，激发了医院管理者与医务人员的主动性和创造性，使他们成为中医药文化核心价值的维护者、推动者和实践者，促进了医院改革与发展，推进社会主义核心价值观落实。

（三）中医“四明”文化观深化了中医医院文化建设的实践内涵

中医医院是我国卫生事业的重要组成部分，是主要运用传统中医药学理论和技术服务于民众健康事业的医疗机构，是中医药文化继承和发展、展示和传播的主要阵地。保持中医诊断理念、中医治疗特色，发挥养生保健等优势，这是中医药文化的根基和灵魂，中医药文化是中医药学的生存及发展的根基和血脉，是推动中医药事业发展的动力和源泉。中医“四明”文化观提出与实施都是围绕着推动传承中医精髓，强化中医药理念，树立中医药品牌，发挥中医特色优势，传承创新中医药文化。

中医“四明”文化观，注重对传统的中医药发展规律进行积极探索，挖掘传统中医理论和技术的内涵。注重以弘扬中医医学人文精神为实践内涵，坚持以患者为中心提升医疗服务水平，尽最大可能满足患者就医需求，以赢得患者最大的理解与信任，有利于建立和谐的医患关系，承担起国家赋予中医医院的责任。中医“四明”文化观的实践，有利于改变中医医院文化建设过于表面化、流于形式的现象，进一步体现了中医医院的文化建设的实践内涵，彰显中医医院的特色，塑造了中医医院品牌。中医“四明”文化观有利于中医药文化的传承与发展，深化了中医医院文化建设的实践内涵，使人民群众从中医医院的诊疗环境、就诊方式、医护人员服务态度等方面，切实感受到中医医院的特色与优势。

（四）中医“四明”文化观增强了中医医院文化建设的实践自信

新时代对中医药事业的发展提出了新的构想与目标，对中医医院的文化建设也提出了新理念与要求。党的十九大报告指出：“中国特色社会主义进入新时代，我国社会主要矛盾已经转化为人民日益增长的美好生活需要和不平衡不充分的发展之间的矛盾。”现今，我国已进入中国特色社会主义建设发展的新时代，从中医药文化战略发展的角度看，一方面要使传统中医药文化在现代社会传承与创新，永葆生机和强大的生命力。同时又要满足新时代人民群众对医疗卫生保健等多方面的需求，要发挥中医医院在践行社会主义核心价值观的社会功能。

习近平所反复强调的中国共产党人的初心和使命，就是为中国人民谋幸福，为中华民族谋复兴。而中医药事业的发展，中医药文化的振兴，也是其中重要的组成部分。国家中医药管理局分别在 2007 年的《关于加强中医医院中医药文化建设的指导意见》和 2009 年的《中医医院中医药文化建设指南》中提出“中医药文化是中医药学发生发展过程中形成的精神财富和物质形态，是中华民族几千年来认识生命、维护健康、防治疾病的思想和方法体系”，充分肯定中医药文化的巨大作用。中医“四明”文化观的提出与实施，进一步诠释了中医药文化核心价值的内涵，它来源于中医药文化核心价值，是践行中医药核心价值所取得的的重要成果。

中医“四明”文化观的提出，其目的就是要大力弘扬以人为本、医乃仁术、天人合一、调和致中、大医精诚等理念，使这些中医药文化经典更好地服务于生命健康事业。实践证明，中医“四明”文化观是有效的载体，它将传统文化和现代文化有机结合，将中医药文化核心价值理念“仁和精诚”体现在中医医院精神文化、制度文化、行为文化、物质文化建设中。促进了全体管理者与医务人员中医药文化意识的养成、中医药文化自信心的培养、中医药文化素养的提升，增强了他们对中医药文化的实践自信，从而达到推进中医药继承和创新的目的。通过打造浓郁的中医药文化氛围，提升服务品质，改善医患关系，从而达到满足人民群众对中医药健康服务的需求，加大人们对中医药的信任感和依赖感。广大群众在中医医院接受医疗服务的同时，可以感受到中医药发展的悠久历史、文化内涵、科学价值、疾病预防和治疗知识。通过润物细无声的文化熏陶方式，使中医药科学得到更为广泛的认可，并深受广大人民群众的认同和喜爱，从而为中医药文化的传承与发展奠定广泛社会基础。

综上所述，中医“四明”文化观为中医医院文化建设注入了新的活力，提供了中医医院文化建设的新途径，推进了社会主义核心价值观的践行。中医“四明”文化观更能够体现中医医院的基本特征、中医药的特色与优势，更好地满足人民群众对中医药服务的需求，提升了中医医院管理者与医务人员的中医药素养，增强了对中医医院文化建设的实践自信。由此可见，中医“四明”文化观在中医医院文化建设中发挥着重要作用。

中医“四明”文化观
与大学生思想政治教育

论中医“四明”文化观

LUNZHONGYISIMINGWENHUAGUAN

习近平指出，“我们党立志于中华民族千秋伟业，必须培养一代又一代拥护中国共产党领导和我国社会主义制度、立志为中国特色社会主义事业奋斗终生的有用人才。在这个根本问题上，必须旗帜鲜明、毫不含糊。”

人无德不立，育人的根本在于立德。中医药人才是实现民族振兴、传承和创新中医药文化，为人类健康服务的重要战略资源。新时代新形势，改革开放和社会主义现代化建设的需要，对中医药人才的培养提出了新的更高的要求。中医药文化是中华传统文化的重要组成部分，在立德树人、明理铸魂，培养高质量中医药人才的过程中，有着不可替代的重要作用。

一、中医“四明”文化观融入大学生思想政治教育的重要意义

习近平指出，“中医药学凝聚着深邃的哲学智慧和中华民族几千年的健康养生理念及其实践经验，是中国古代科学的瑰宝，也是打开中华文明宝库的钥匙。”中医药文化是中华优秀传统文化的经典，正如中医经典《黄帝内经》所述，“善言天者，必有验于人；善言古者，必有合于今；善言人者，必有厌于己。”也就是说，中国传统文化是中医药文化的根基所在，中医药文化是自然科学和人文精神的有机结

合体，中医药文化是中华民族在几千年就医防病的实践中总结出来的具有中国特色的关于生命、疾病、健康等的物质文明和精神文明的总和。

（一）中医“四明”文化观融入中医药大学生思想政治教育的可行性

中医药学以天地一体、天人合一、天地人和、和而不同思想为基础，以人为本，深刻体现了中华民族的认知方式和价值取向，蕴含着丰富的中华民族文化精髓，是我国文化软实力的重要体现。优秀中医药文化是打开中华文明宝库的钥匙，这是我们必须深刻领会和广泛学习提高的关键点，它把中华优秀传统文化与健康维护的实践有机结合，升华了中华文化内涵，形成鲜明的中医药文化特色。人们在关注自身健康的同时，潜移默化地接受了中医的一些思想，在几千年的防病治病实践中，中医药工作者在治病防病的过程中，让中华优秀文化得到了医患双方的接受与认可，并将其发扬光大，而且对其他诸多领域都产生了深远的影响，使中华优秀文化得到有效的弘扬与传播。这也是中医药的一些故事出现在课本之中的原因。同时，中医药的特殊疗效的例证，如源于中医药的青蒿素治疗疟疾对人类的贡献、三氧化二砷治疗白血病的突破，进一步加深人们对中医药文化的信赖。

中医药文化蕴含着深厚的哲学思想、文化知识与社会资源，凝聚着深厚的中华优秀文化，是中华民族的血脉相传的文化经典。而中医“四明”文化观凝聚着中医药文化之精髓，其核心内容就是:明学理，做到继承创新，教书育人，明辨操守；明医理，做到德技双馨，救死扶伤，明辨笃行；明情理，做到情暖百姓，和谐医患，明辨是非；明真理，做到弘扬中医，惠及民生，明辨真伪。无论是明学理、明医理、明情理还是明真理，都无不体现了中医药文化的核心价值，为中医药人才的培养奠定了坚实的文化与道德基础。全过程、全方位为大学生树立以人为本、医乃仁术、天人合一、调和致中、大医精诚等理念，为健康成长、成才起到了正确的导向作用。

理想信念教育是人才教育的根本。培养高素质的中医药人才，打开中华文明宝库必须要坚持理想信念的教育，坚持坚定正确政治方向的同时，也必须要坚持文化自觉与自信。中医“四明”文化观进一步诠释了中医药文化核心价值的内涵，是践行、拓展中医药文化核心价值的重要成果。中医“四明”文化观寓于大学生思想政治教育之中具有现实意义和创新意义，可以全面提升高校学生的思想文化素质，为中医药院校大学生的全面健康成长，提供了新理念、新方式与新途径。

（二）中医“四明”文化观融入中医药大学生思想政治教育的必要性

古有明训:“上医医国，中医医人，下医医病。”中医药学凝聚着深邃的哲学智慧和中华民族几千年的健康养生理念及其实践经验，是中国古代科学的瑰宝。中医药文化也在很多方面影响着人们思想与生活的行为，天人合一的“整体观”、执中致和的“中和观”、养生防病的“未病观”、因时因人因地制定治疗方案的“制宜观”等，既可用于临床，以“中国式办法”利于救死扶伤，也可以用于中医药大学生思想政治教育之中。中华优秀传统文化中的中医药文化，在世界文化史上占有重要的地位，对世界文化的丰富与发展具有重要的作用。它不仅是我国医学不可分割的组成部分，也是中华民族的宝贵精神财富。中医“四明”文化观，核心内容的四个方面相互依存、相辅相成，构成了辩证统一的关系。中医“四明”文化观，既深刻地诠释了“大医精诚”的思想精髓，又融汇了现代人文精神。中医“四明”文化观，不仅是中医药人才成长的正确理念，也是成为优秀中医药人才的必然选择。同时，也为加强中医医院文化建设探索了新的途径。我们倡导中医“四明”文化观，其目的就是要进一步弘扬中医药文化，不断地推动中医药事业的发展。

中医“四明”文化观，是从对祖国医学的执着热爱，严谨求实的治学精神和态度，竭力为推动中医药事业的蓬勃发展入手，不断坚定光大弘扬中医药文化自信与决心，勇于肩负起历史的重任，不忘初心、砥砺前行，在中医药科技的创新道路上不断攀上新高峰。用医者仁心仁术、济世苍生的情感，以解除疾患为己念，造福人类健康。在党和国家高度重视中医药文化建设发展的大背景下，如何把中医药文化寓于中医药院校思想政治教育工作之中，是具有重大意义的理论与实践研究的课题。立足中华优秀传统文化的传承，创新中医药文化传播载体，是促进中医药院校与中医药大学生思想政治教育工作的有效路径。

作为优秀传统文化重要组成部分的中医药文化，不仅仅局限于在中医药高等院校进行学习，更应该推而广之广泛应用于大学生思想政治教育之中。中医药文化所包含的天文地理、医案掌故、人情风土等知识不仅能够引起高校大学生的兴趣，进而激发其研究的欲望，而且更容易使学生产生联想和顿悟。中医药文化中所蕴藏的德育、励志的内容，对培养学生的优秀品质，坚定其持之以恒的信念，具有鼓励和促进作用。中医药文化中修身立德的理念，能够引导大学生对健康生活的追求，从而自觉抵制各种诱惑。所以，进行循序渐进的中医药文化熏陶，不仅会对中医药大学生立志成才、发奋读书产生影响，而且还深刻影响着大学生的精神内涵，引导大学生形成正确的世界观、人生观、价值观，促进中医药大学生热爱中医药文化，掌握优秀中医药文化的本质规律，应用到学习和实践之中去。

二、中医“四明”文化观融入大学生思想政治教育的特殊作用

中医药文化包罗万象，并且具有自己的哲学体系、价值体系、思维体系，如何准确地把握中医药文化的精髓，探索创新出优秀中医药文化融入大学生思想政治教育中来，是中医药院校的重要课题。

（一）“明学理”点燃中医药大学生成才梦想

“明学理”，是所有中医药大学生都必须要具有的明确认识。只有深刻认识到“明学理”的深刻含义，才能够认真读书学习，有了坚实的中医药文化基础，才能够继承创新中医药文化。明学理是认知的基础，更是做人的道理。在学习知识的同时，更要学习做“明医”，要懂得职业操守也是明学理的重要内容，做具有自觉行为的人。通过明学理对大学生的引导培养激发大学生的学习热情，要站在中医药事业发展的高度，立足于中医药文化传承创新的使命，去学习、去钻研，立志成为新时代的中医药大学生。

用青春点燃梦想，用奋斗书写华章。中医药文化历史悠久、博大精深，作为每一位立志传承与创新中医药文化的大学生，只有在“明学理”的前提下，才能主动去学习、主动去思考，才能勤于去学习、不断去努力，延续古人智慧，继承创新发展，使其薪火相传、永葆无限的生机与活力。这是新时代中医药大学生的历史使命与责任，也是中医药高等院校人才培养的根本目的。中医院校大学生思想政治教育，要将“明学理”作为引导大学生端正学习态度，为成为优秀的中医药人才而努力奋发进取的重要导向和途径。

（二）“明医理”指明中医药大学生成才之路

中医药文化发展于中华传统文化及哲学，其理论和实践全面体现了中华民族几千年来积淀形成的深层次思维方式和认识方法，哲学性是其重要的特点，以此阐述治世之道。自古以来，善为医者，不仅能治病救人，也能以医理论国事，治国、治人、治病融会贯通，一脉相承。原因在于中医理念不仅可指导人们“治人”，即治理身体、调治身心，还可在一定程度上指导工作，甚至治国理政。“上医医国，中医医人”说的就是这个道理。包含着中国古代哲学思想的中医药文化，不仅为中医药院校大学生提供了丰富的专业知识进行学习，也为其指明了健康成长成才的正确途径。

中医哲学思想，是建立中医思维的根基，而中医思维中体现着一种情怀，这种中医情怀中有大医精诚，更有家国理念。为此，“明医理”不仅是弄懂中药学理论知识，更要明白高尚的医德所在，这是“明医”必须具备的重要特征。高尚的医德是医务人员的优良品质，这一品质可以成为医务工作者，开发智力、努力学习，勤奋工作、追求真理，发展科学的积极促进能力。中医药大学学生培养崇高的医德，具有这种优秀品质是健康成长成才不可或缺的重要内容。要将“明医理”作为中医药大学生的一种执着的追求，才能够沿着正确的奋斗方向，成为优秀的中医药人才，才能在走向工作岗位时，真心地为百姓服务、造福群众，自觉地用中医“四明”文化观指导实践。

继承历代名家学术思想，秉承中医先贤崇高医德，是“明医理”的关键所在，也是中医药大学生的必修之课。就是要让大学生树立德技双馨，具有精湛医术解除百姓之病痛，具有高尚医德走“明医”之路，传递医者正能量，弘扬时代新风尚。

（三）“明情理”培育中医药大学生人文情怀

中医药文化的核心价值，主要体现为以人为本、医乃仁术、天人合一、调和致中、大医精诚等理念，可以用仁、和、精、诚四个字来概括。把中医药文化中的“仁、和、精、诚”，运用到中医药大学生思想政治教育之中，培养大学生“敬佑生命、救死扶伤、甘于奉献、大爱无疆”的崇高品德与人文情怀。

“人文情怀”，是中医药大学生全面发展的重要素养之一。我们都知道，人文情怀是建立在“以人为对象、以人为中心”的基础之上，对人类生存意义和价值的关怀。拥有人文情怀的人，对待不同人、不同事都是以平等而又尊重的目光去看待的。人文情怀是人类所追求和建立的“以人为本”的价值观念和文化理想，它是人类的自我关怀，表现为对人的意义、命运的思考和关切，对人类精神文化的高度重视，对人的全面发展的充分肯定，对人类生存困境的解释和期盼。汉语的“人文”最早出现在《易经·贲》之中，它说：“观乎天文以察时变，观乎人文以化成天下。”“人文”中的“人”和“文”往往因话语语境的不同而有不同的意义内涵，但作为人文内涵中第一意义的“人”的理念应更为重要，居于中心地位，“文”是实现或完成“人”的方式和途径。

人文情怀所强调的就是“以人为本”，中医药文化中所崇尚的“仁心仁术”“医者仁心”都是将人看作最为重要，还有许多关于中医人文思想与人文关怀，在前文已做了相关论述。作为中医药大学生，更应具有人文思想与人文情怀，才能够将一种仁爱、一种仁心与一种仁术完美地融合一起，才能够成为具有高尚医德与人文情怀的医务工作者。因此，“明情理”将中医特有的人文情怀，结合现代医学伦理学教育，作为中医药大学生培养核心素质的一个重要途径是十分必要的。对于中医药大学生无论是在思想上、情感上，还是具体的实践中，都会产生深远的影响。与此同时，还会使其更懂事理，能够更多地去理解关爱父母家人、老师同学以及他人，学会以更融洽的方式去相处，从而促进自我身心、个人与他人、个人与社会、个人与自然的和谐，有能力创造出健康成长、快乐成才的优良人文环境。

（四）“明真理”坚定中医药大学生理想信念

书山有路勤为径，学海无涯苦作舟。药王孙思邈在《大医精诚》一文中写道：“凡大医治病，必当安神定志，无欲无求，先发大慈恻隐之心，誓愿普救含灵之苦。若有疾厄来求救者，不得问其贵贱贫富，长幼妍蚩，怨亲善友，华夷愚智，普同一等，皆如至亲之想。亦不得瞻前顾后，自虑吉凶，护身惜命，见彼苦恼，若己有之，深心凄怆，勿避险巇，昼夜寒暑，饥渴疲劳，一心赴救，无作工夫行迹之心，如此可做苍生大医。”李时珍为了写《本草纲目》而“渔猎群书、搜罗百氏”且“长耽典籍”。正是这些大师的辛苦付出、治学严谨，才有后来的传世佳作，并实现了良医辈出。所有的中医先贤，都是锲而不舍地在追求真理的道路上勇往直前，直到生命的最后一息，让中医的后来人沿着他们的足迹坚定地走下去，这就是薪火相传的中医精神，这就是追求真理的意志品格。

“明真理”就是要认识真理、追求真理与坚持真理，更加坚定理想信念。通过古代圣贤的事迹、所述之言的学习与了解，引导中医药大学生情系家国，厚植爱国主义情怀，不畏艰苦，树立正确的人生观、世界观和价值观，为弘扬传播中医药文化，推进发展中医药事业，助力健康中国而不懈努力奋斗。“明真理”就是要使中医药大学生树立正确的政治方向，坚持为人民的价值取向，成为“德技双馨”的优秀中医药人才。

三、中医“四明”文化观融入大学生思想政治教育的途径

文化育人，已成为人才培养的共识，也是人才培养的必然选择。中医药文化是中华民族思想智慧的结晶，也是中华优秀传统文化宝库中的经典，不仅具有完整的科学理论与实践体系，同时具有完善的育人学说与教育功能。中医“四明”文化观与中华优秀传统文化一脉相承，又深植于中医药文化的丰厚沃土，在中医药大学生思想政治教育中，有着不可替代的重要的作用。中医“四明”文化观融入中医药大

学生思想政治教育的途径，是多元的、广泛的。

（一）中医“四明”文化观融入思政教育课堂丰富了教学内容

把意识形态工作放在战略全局的高度，把高校的意识形态工作更是放在突出位置。高校的思想政治教育理论课承担着意识形态工作的重要任务，是我们一再强调的主渠道与主阵地，这个主渠道、主阵地的作用是不言而喻的，也是不容忽视的。但是，要真正发挥好这一主渠道、主阵地的作用，不是简单的一句话就能解决好的。因此，思政课的教学改革永远在路上，只有不断地研究探索，使其真正成为大学生坚持坚定正确的政治方向，厚植爱国主义情怀，坚定理想信念强有力的保障，切实发挥好立德树人、明理铸魂的重要作用。因此，理论联系实际、丰富教学内容，就是其中的重要环节。

中医“四明”文化观与中医药大学生健康成长成才紧密相连，无论是厚植爱国主义情怀，还是端正专业思想与学习态度，都有着不可分割的内在联系。中医“四明”文化观，能够紧密联系中医药大学生的学习生活实际，使思想政治教育接地气、有活力，具有中医药文化元素。中医“四明”文化观融入思想政治教育理论课教学中，可以使思政课程教育真正做到“入耳、入脑、入心”，让中医药大学生逐步形成正确的世界观、人生观与价值观，从思想上树立正确的职业态度，在未来的工作中才能真正敬业，才能用精益求精的态度完成工作。思想政治理论课所输送给学生的并不是一种简单的思想，而是具有中医药院校特色的文化，这样才能进行有效的课程育人。中医“四明”文化观的融入要因事而化、因时而进、因势而新，要遵循思想政治工作规律，遵循教书育人规律，遵循学生成长规律，不断提升大学生思想文化素质。要用好中医药大学思想政治理论课堂教学这个主渠道，提升思想政治教育亲和力和针对性，满足大学生健康成长成才与全面发展的需求和期待。

（二）中医“四明”文化观融入专业课程教学有利于立德树人

“师者，所以传道授业解惑也。”教书育人，是每一位教师的天职，这个道理讲得再清楚不过了。专业教师不仅要传授知识，更要在传授知识的过程中立德树人、明理铸魂，这是教师的使命与责任。专业课程的学习是中医药大学生投入时间最多的部分，理论基础、专业知识、实验设计、操作技能等，都是中医药大学生学习专业课程的方式和载体。因此，专业课堂教学也是中医药大学培育“四明”文化观的有效途径之一。所有专业课教师都应具有要守好一段渠、种好责任田的强烈意识，使各类中医药专业课程与思想政治理论课同向同行，形成协同效应。

注重以中医“四明”文化观化人，以中医“四明”文化观育人，不仅是对大学生的一种思想文化导向，也能够不断激发大学生立志成才、自觉成才的主动性和积极性。其中很重要的原因，就是大学生从每一位教师的言行举止中，感悟到了中医“四明”文化观所体现出来的中医情怀与中医精神，这是中医药大学生必不可少的成长成才的动力与源泉。

（三）中医“四明”文化观融入校园文化活动优化了育人环境

校园文化，是一所学校综合实力的反映。校园文化的核心竞争力，主要表现在文化的凝聚力和创造力。优秀的校园文化能赋予师生不断完美的人格、追求卓越的精神，校园文化是一种校园精神，也是一个学校发展的灵魂。发挥着凝聚人心、展示学校形象、提高学校文明程度的重要作用。校园文化对学生的人生观产生着潜移默化的深远影响，而这种影响往往是任何课程所无法替代的。健康、向上、丰富的校园文化，对学生的品格形成具有渗透性、持久性和选择性，对于提高学生的人文道德素养、拓宽同学们的视野、培养成为高素质中医药人才具有深远意义。校园文化建设对于中医药大学生素质教育的作用更是不可低估，它能赋予大学生健康人格发展、向往美好快乐生活、具有个人价值感和自尊心。加强校园文化建设，开展形式多样、健康向上、格调高雅的校园文化活动，努力构建全方位、全领域、全要素的育人体系，是中医药高等院校的重要任务。

中医“四明”文化观对于加强中医药高等院校文化建设具有特殊的意义，不仅丰富了校园文化建设的内容，也会使校园文化活动内容更加丰富多彩、富有中医药特色，更加贴近中医药大学生的成长成才。要充分学校发挥各类群团组织的育人作用，推动群团组织创新中医“四明”文化观实践的载体与形式，开展主题鲜明、健康有益、丰富多彩的校园文化活动，并将这些活动与建设文明社团、文明班级与文明宿舍紧密结合起来。同时，还要与大学生社会实践活动紧密结合起来，会更加使大学生们通过支教、送医送药下乡、关爱孤寡老人与孤儿等志愿者活动，进一步对加深中医“四明”文化观内涵的理解，不断增强践行社会主义核心价值观的自觉性与坚定性，努力将自己培养成为高素质、高质量与高水平的中医药人才。

中医药文化作为中华优秀传统文化中的重要组成部分，经过几千年的传承与创新，成为中华民族思想与文化宝库中的经典，在大学生思想政治工作中的特殊作用日益凸显。随着高校思想政治教育的研究与实践不断深化，其地位和作用会越来越受到广泛重视，所产生的效果越来彰显出独具特色的重要作用和深刻影响。中医“四明”文化观，凝聚和升华了中医药文化的精髓，在中医药人才培养和大学生思想政治教育中更具有针对性、指向性和可行性，一定能够发挥出特殊的功能与作用，成为中医药人才培养、大学生思想政治工作新的有效方法与途径。

后　记

文化的传承与创新是一个民族发展的根基，传承与创新也是一个民族文化自信的重要体现。中医药文化是经过几千年的实践探索，不断丰富完善的理论体系，也是在传承与创新中彰显其强大的生命力。随着时代的发展，中医药文化要紧密地结合现代发展的需求，同时也要吸取世界文化的精华，从内容与形式上加以不断创新，与时代精神有机地融合在一起。

中医“四明”文化观的提出，是几代中医药工作者在传承中医药文化的过程中，经过长期实践总结出来的具有创新性的理念，是众多的热爱中医药文化，奉献中医药事业的中医药传人的心血凝聚。《论中医“四明”文化观》一书的出版，得到了中医前辈、老师与同事，还有关心中医药事业发展的朋友们，予以极大的支持和帮助。在此，再一次表示衷心的感谢，并致以崇高的敬意！

由于自身能力水平有限，书中不足之处在所难免，敬请大家批评指正！